Taschenbuch

der speziellen

bakterio-serologischen Diagnostik

Taschenbuch

der speziellen

bakterio-serologischen Diagnostik

Von

Dr. Georg Kühnemann
Oberstabsarzt a. D., prakt Arzt in Berlin-Zehlendorf

Berlin
Verlag von Julius Springer
1912

Softcover reprint of the hardcover 1st edition 1912

ISBN-13:978-3-642-98463-1 e-ISBN-13:978-3-642-99277-3
DOI: 10.1007/978-3-642-99277-3

Vorwort.

Es fehlt zwar nicht an Lehrbüchern und Kompendien der Bakteriologie, wohl aber an einem Buche, das in kurzer Form eine ausführliche Darstellung der bakteriologischen und serologischen Diagnostik der Infektionskrankheiten gibt. Wer praktisch auf diesen Gebieten arbeitet, sei er Kliniker, Bakteriologe oder Studierender, kommt oft in die Lage, sich über den Gang der Untersuchung, die Methoden, Entnahme des Materials, die wichtigsten morphologischen und biologischen Eigenschaften des als Krankheitsursache vermuteten Erregers orientieren zu müssen.

Diese Lücke in der medizinischen Literatur habe ich während meiner Tätigkeit an der bakteriologischen Untersuchungsanstalt der Universität Straßburg empfunden; auch ist mir von Studierenden und Mitarbeitern die Abfassung eines derartigen Buches wiederholt nahe gelegt worden.

Es kann nicht meine Aufgabe sein, die mannigfachen, in der Literatur zerstreuten Untersuchungsmethoden hier sämtlich wieder zu geben; ich führe nur diejenigen von ihnen auf, die sich als praktisch und zuverlässig bewährt haben.

Dieses kleine Werk soll zugleich eine Ergänzung bilden zu meinen anderen Arbeiten aus dem Gebiete der inneren Medizin:

Diagnose und Therapie der inneren Krankheiten, Berlin 1911,

Differentialdiagnostik der inneren Krankheiten, dritte Auflage Leipzig 1911.

Berlin - Zehlendorf, März 1912.

Der Verfasser.

Inhaltsverzeichnis.

Milzbrand.

1. Morphologie, Biologie, kulturelle Eigenschaften des Milzbrandbazillus (Bacillus anthracis). Unbewegliches, großes Stäbchen von 3—10 μ Länge und 1—2 μ Breite. Im Tierkörper oft zu kurzen Kettenverbänden, auf künstlichen Nährböden zu langen Fäden auswachsend. Die Bazillenleiber erscheinen ungefärbt an den Ecken meist abgerundet, bei Färbung scharf von einander abgesetzt mit konkaver Einziehung an den Enden, zuweilen auch seitlich etwas eingezogen („Bambusform"). Sie sind mit einer zarten Hülle (Ektoplasma) umgeben, die im hängenden Tropfen, nicht aber in gefärbten Ausstrichen sichtbar ist. Im Tierkörper, bei Züchtung in Serum und auf Gehirnagar quillt die Hülle auf und läßt sich in gefärbten Ausstrichen als Kapsel darstellen (Methoden der Kapselfärbung s. S. 3). Die Kapselbildung erfolgt nur bei lebenden virulenten Bazillen, und zwar schon ½—¼ Stunde nach der Impfung. Abgeschwächte Abarten des Milzbrandbazillus (s. unten) erzeugen im Tierkörper keine oder weniger kompakte Kapseln, vollkommen avirulente Bazillen haben die Fähigkeit der Kapselbildung gänzlich verloren. Je größer die Schutzwirkung eines Serums, um so rascher sterben die Bazillen vor der Kapselerzeugung ab, je geringer der Schutz, um so zahlreicher die bekapselten Bazillen. In erschöpftem Serum bleibt die Kapselbildung aus, weil das Serum offenbar die kapselbildenden Eigenschaften verloren hat. Im Körper empfänglicher Säugetiere ist Kapselbildung die Regel; bei unempfänglichen Tieren, Vögeln (Huhn, Taube) fehlt sie vollkommen, und die Keime sterben nach 4—8 Stunden ab.

Wachstumsgrenze des Milzbrandbazillus zwischen 12—45°, Temperaturoptimum 32—37°. Starkes Sauerstoffbedürfnis: bei O-Abwesenheit schlechtes Wachstum, keine

Sporenbildung. Bei ungünstigen Lebensbedingungen schraubig gewundene, klumpige, aufgetriebene, dicke Involutionsformen. Auch in aktivem normalem Serum treten Formveränderungen auf (schwere Färbbarkeit, Kapselzerfall, Fragmentation). — Sporen endogen, mittelständig, eiförmig, stark lichtbrechend. Beobachtung der Auskeimung im hängenden Tropfen unter dem Wärmemikroskop bei 30°: die Spore dehnt sich in die Länge, die Schale (Ektosporium) reißt an einem Pole ein, und das junge Stäbchen wird frei. Sporulation erfolgt nur bei Vorhandensein von Sauerstoff und bei beginnender Erschöpfung des Nährbodens, niemals im lebenden Tierkörper, im toten nur, wenn bei Öffnung des Kadavers O-Zutritt stattfindet. Die Sporenbildung ist vollendet in Bouillon bei 37 ° in 15 Stunden, bei 18 ° in 50 Stunden, in Serum bei 37 ° erst nach 24—48 Stunden. Asporogener Milzbrand entsteht durch Züchten auf Nährböden mit Kalium bichromatum (1 : 2000) oder Phenol (1 : 1000).

Die Widerstandsfähigkeit der Milzbrandbazillen gegen höhere Wärmegrade und gegen Austrocknen ist eine geringe: Abtötung durch feuchte Wärme von 80 ° nach 1 Minute, von 65 ° nach 5—6 Minuten. Resistenz der Sporen sehr beträchtlich, aber auch äußerst schwankend; strömender Wasserdampf tötet in 5—15 Minuten, 5 % Karbolsäure in 2—40 Tagen, 1 ‰ Sublimatlösung in 20 Stunden bis 3 Tagen.

Die Milzbrandsporen werden wegen ihrer großen Resistenz mit Vorliebe als Testobjekt für Desinfektionsversuche, besonders auch gegenüber der Wirkung des strömenden Wasserdampfes in den Desinfektionsapparaten, verwendet. Man entnimmt das Sporenmaterial am zweckmäßigsten 48 stündigen Agar- oder Kartoffelkulturen, indem man sie mit sterilisiertem Wasser abschwemmt; es werden dann sterilisierte kurze Seidenfädchen in die Aufschwemmung gelegt, mit derselben innig vermischt und unter einer Glasglocke getrocknet. Diese sporentragenden Seidenfädchen bleiben jahrelang brauchbar, müssen aber vor jedesmaliger Verwendung auf Auskeimungsfähigkeit der Sporen geprüft werden. Aufbewahrung der Sporenseidenfäden im Dunklen in Reagensgläsern.

Der Milzbrandbazillus färbt sich leicht mit allen Anilinfarben sowie nach Gram. Das Verfahren bei Anfertigung eines Deckglaspräparates (Ausstrichpräparates) würde also bei Verwendung der Löfflerschen Methylenblaulösung folgendes sein:

1. Fixieren des lufttrockenen Deckglaspräparates, indem man es dreimal langsam durch die Flamme zieht.
2. Färbung mit Löfflerscher Methylenblaulösung ½ —

2 Minuten in der Kälte oder 10 —30 Sekunden unter Erwärmen über der Flamme.

3. Abspülen mit Wasser.
4. Untersuchen in Wasser, oder nachdem das Deckglaspräparat getrocknet ist, in Immersionszedernöl.

Der Milzbrandbazillus ist grampositiv, und diese Eigenschaft kann differentialdiagnostisch verwertet werden. Die lufttrockenen und fixierten Deckgläschen werden nach der Gramschen Methode folgendermaßen gefärbt:

1. 1—2 Minuten in Anilinwasser-Gentianaviolettlösung oder Anilinwasser-Methylviolettlösung, wobei die Lösung leicht erwärmt werden kann. (Über Herstellung der Anilinwasserlösungen s. S. 29).
2. ½—2 Minuten in Lugolscher Jod-Jodkaliumlösung (1 Jod, 2 Jodkalium, 300 Wasser).
3. Entfärbung in absolutem Alkohol, bis sich keine blauen Wolken mehr bilden und das Präparat farblos oder hellgrau erscheint.
4. Untersuchen in Wasser oder, nachdem das Präparat getrocknet ist, in Immersionszedernöl. (Die Milzbrandbazillen sowie etwaige andere grampositive Bakterien und einzelne Zellkerne erscheinen schwarzblau, alles übrige farblos.
5. Zweckmäßig ist Nachfärbung mit Vesuvin (Bismarckbraun), 2—5 % ige wässerig-alkoholische Lösung oder mit Fuchsinlösung 2—3 Minuten. Das Gewebe erscheint alsdann braun oder rot.
6. Abspülen in Wasser und Untersuchung, oder nach Trocknen des Präparates Einbetten in Immersionszedernöl.

Bei Schnitten wird die Gramsche Methode in ähnlicher Weise angewendet, doch läßt man die Anilinwasserfarblösungen längere Zeit bis zu ½ Stunde, die Jod-Jodkalilösung bis zu 3 Minuten einwirken. Vor dem Entfärben in Alkohol bringt man die Schnitte zur Aufhellung in Alkohol, dem einige Tropfen 4 % Essigsäure zugesetzt sind. Eine etwaige Gewebsfärbung geschieht zweckmäßig mit dünner Fuchsinlösung 5—10 Minuten lang und kann der eigentlichen Gramschen Färbung voraufgeschickt werden. Die grampositiven Bakterien erscheinen alsdann schwarzblau, das Gewebe rot, die Zellkerne zum Teil blau.

Von Bedeutung, besonders in differentialdiagnostischer Beziehung, ist der Nachweis der Kapsel, die sich jedoch nur im Tierkörper bildet. Am einfachsten ist das Verfahren von Johne:

1. Ausstrichpräparat von Milzsaft oder Blut. Luft-

trocknen und Fixieren (dreimal durch die Flamme ziehen).
2. Färben mit 2 % iger wässeriger Gentianaviolettlösung unter Erwärmen über der Flamme bis zur leichten Dampfbildung.
3. Kurzes Abspülen in Wasser.
4. Eintauchen in 2 % ige Essigsäure für 6—10 Sekunden.
5. Gründliches Abspülen mit Wasser.
6. Untersuchen in Wasser. Bei Einbetten in Zedernöl oder Kanadabalsam verschwinden die Kapseln. Letztere erscheinen rötlich, der Bazillenleib blau.

Färbung der Sporen:
1. Beschicken der Deckgläschen mit sporenhaltigem Material (z. B. 24 Stunden alte Kartoffelkultur). Lufttrocknen, dreimal durch die Flamme ziehen.
2. Kochen der Deckgläschen mindestens 1 Stunde lang in Glasschälchen mit Karbolfuchsin. Von Zeit zu Zeit ist die verdunstete Flüssigkeit durch neue zu ersetzen.
3. Kurze Zeit Entfärben in absolutem oder verdünntem Alkohol oder in 10—15 % iger Salzsäure. (Die Bazillenleiber entfärben sich, die Sporen behalten die Farbe).
4. Nachfärben in verdünnter alkoholischer Methylenblaulösung oder Vesuvin.
5. Einbetten in Immersionszedernöl, Untersuchung. Die Sporen erscheinen rot in den blau oder braun gefärbten Bazillenleibern.

Eine andere gute Methode der Sporenfärbung ist die von Moeller angegebene:
1. Deckglaspräparat lufttrocknen, dreimal durch die Flamme ziehen und 2 Minuten in absolutem Alkohol.
2. 2 Minuten in Chloroform zur Entfernung von Fett usw.
3. Abspülen in Wasser.
4. ½—2—5 Minuten in 5 % iger Chromsäure (verschieden je nach der Sporenart).
5. Abspülen in Wasser.
6. Aufträufeln von Karbolfuchsinlösung, 1 Minute lang erhitzen bis zum Aufkochen oder. bis Dämpfe aufsteigen.
7. Kurzes Abspülen in 5 % iger Schwefelsäure.
8. Abspülen in Wasser.
9. Nachfärben mit Methylenblau- oder Malachitgrünlösung, etwa 1 Minute.
10. Abspülen in Wasser, Trocknen, Untersuchen in Immersionszedernöl. Sporen tiefrot. Bazillenleiber blau oder grün.

Kulturelle Eigenschaften. Auf Gelatineplatte kleine weißliche, sich rasch vergrößernde, rundlich verflüssigende und dabei einsinkende Kolonien, die nach einigen Tagen das charakteristische gekräuselte und gelockerte Aussehen bekommen; besonders am Rande finden sich die „peitschenschnurartig gewundenen oder medusenhaarähnlichen Fasern und Ausläufer“. Auf Agarplatten bildet der virulente Milzbrandbazillus weißliche, matte, grobgestrichelte Kolonien mit den eben genannten Ausläufern, der avirulente hingegen homogene, an Rändern und Oberfläche glatte Kolonien. Die Gelatinestichkultur zeigt längs des Impfstichs zarte weiße Fädchen, von denen besonders oben borsten- und netzförmige Ausläufer ausgehen; nach 24 Stunden erst schalen-, dann trichterförmige Verflüssigung. In älteren Stichkulturen obere Verflüssigungsschicht klar, die untere von der Kultur wolkig und flockig getrübt. Auf schrägem Agar wächst er als grauweißer, matt glänzender Belag, auf Kartoffel als grauweißlicher, mäßig dicker, wenig glänzender Rasen mit gewelltem Rande. Bouillon bleibt klar, nur am Boden flockige oder schleimige Masse. Blutserum wird langsam verflüssigt, Milch koaguliert.

Pathogenität. Von den Versuchstieren sind besonders empfänglich Meerschweinchen, weiße Mäuse und Kaninchen, von Haustieren Schaf, Rind, weniger Schwein, Hund; Vögel, vor allem Tauben und Hühner, sind fast refraktär; Frösche werden nur in erwärmtem Zustande infiziert. Doch ist die Pathogenität bei älteren Kulturen eine sehr schwankende. Ob der Milzbrand ein Toxin erzeugt, ist noch zweifelhaft. Die Haustiere infizieren sich meist beim Weiden auf Milzbrandwiesen. Die Krankheit tritt in der Regel als Darm-, seltener als Hautmilzbrand (kleine Wunden am Maul) auf. Beim Menschen drei Formen von Milzbrand: Hautmilzbrand (Pustula maligna), karbunkelähnliche Infiltrationen an der Eingangspforte der Infektion, meist an Armen oder im Gesicht. Relativ günstiger Verlauf. Bazillen an der Grenze des gesunden Gewebes, nicht im Eiter. Lungenmilzbrand (Hadernkrankheit) entsteht durch Einatmen von Milzbrandsporen, hauptsächlich bei Sortierern von Lumpen, Hadern, Haaren. Atypische Pneumonie. Schlechte Prognose. Bazillen im Sputum. Darmmilzbrand selten, durch Genuß infizierten Fleisches. Schwere Allgemeinsymptome, Enteritis, meist ungünstiger Verlauf. Bazillen im Stuhl.

Abschwächung der Kulturen durch Züchtung bei 42—43 ^{0} nach Pasteur; nach einigen Tagen schwindet die Infektiosität für Kaninchen, nach 10—20 Tagen für Meerschweinchen, später auch für Mäuse, so daß schließlich eine avirulente Art erzeugt wird.

2. Fundort, Verbreitung der Bazillen im Körper, Entnahme des Untersuchungsmaterials. Der Milzbrandbazillus findet sich reichlich im Kapillarblut und im Gewebssaft der erkrankten Tiere, besonders der Milz und Leber, zuweilen erscheinen die Kapillaren wie vollgestopft mit Bazillen. Ferner kommen sie vor in den Glomerulis der Nieren sowie bei Darmmilzbrand in der Darmschleimhaut, in der Tiefe derselben, in den Lymph- und Blutbahnen des Darms. Milzbrandsporen lassen sich nachweisen an Fellen, Haaren, Borsten von Tieren, die an Milzbrand gefallen sind, ferner am Boden (Milzbrandweiden, Scheunentennen). — Bei kranken Menschen und Tieren Blutentnahme und Untersuchung, wie weiter unten angegeben. Ferner Gewebssaft aus der Umgebung der Pusteln; der Eiter aus den Pusteln enthält nur am Grunde der Pustel Bazillen. — Von frischen Kadavern oder sezierten Laboratoriumstieren Ausstrichpräparate vom Gewebssaft der Milz und Leber, Kulturverfahren, Tierversuch (s. unten). — Bei Lungenmilzbrand enthält das Sputum, bei Darmmilzbrand der Stuhl die Bazillen. — Im Kadaver gehen die vegetativen Formen wegen Sauerstoffmangels bald zugrunde, ohne daß es zur Sporulation kommt, oder werden von Fäulnisbakterien überwuchert. Dadurch wird die Diagnose oft sehr erschwert, ja unmöglich. Bei menschlichen Leichen wird die Entnahme der Gehirnventrikelflüssigkeit empfohlen, da hier die Fäulnis verhältnismäßig spät ihre Wirkung ausübt. — Die Organe, welche von Milzbrandkadavern eingesandt werden, treffen in den meisten Fällen im Zustande der Fäulnis im Laboratorium ein und sind daher für die Untersuchung ungeeignet. Nur bei kürzerem Transport empfiehlt es sich, größere Stücke Milz in sterilen Gefäßen einzusenden, sowie in Alkohol gehärtete Stückchen. Sonst eignen sich für die Versendung von Milzbrandmaterial am besten Gipsstäbchen (Straßburger Verfahren), die sterilisiert und in einem sterilen Röhrchen aufbewahrt sind, Vor dem Gebrauch werden sie angefeuchtet, mit dem Milzsaft oder Blut bestrichen, in das Glas mit Holzhülse verpackt und zur Untersuchung eingesendet. Abgeschabte Teilchen des Gipsstäbchens werden in Bouillon gebracht und dann auf Agar ausgesät. Ein einfacheres Verfahren ist das von Olt empfohlene: Auf die Schnittfläche einer gekochten Kartoffel wird Milzsaft gebracht, die Kartoffel zusammengeklappt und versandt. Bei dieser Behandlung werden die vegetativen Formen geschützt und für die Sporulation günstige Bedingungen geschaffen.

Untersuchungsmethoden. Vom milzbrandkranken oder -verdächtigen Menschen Blutentnahme durch Venenpunktion oder (weniger aussichtsreich) durch Schröpfkopf oder Einstich ins Ohrläppchen (vgl. S. 11). Dann Ausstrichpräparat, gewöhnliche Färbung und nach Gram, Kapselfärbung. Doch sind die Bazillen im kreisenden Blut oft spärlich; nur in schweren Fällen und kurz vor dem Tode erscheinen sie reichlich. Für die endgültige Diagnose ist stets das Kulturverfahren und der Tierversuch anzustellen. Charakteristisches Wachstum auf Gelatine- und Agarplatten sowie in der Gelatinestichkultur. — Tierversuch durch subkutane Impfung von weißen Mäusen und Meerschweinchen. Bei starker Verunreinigung des Impfmaterials mit anderen Mikroorganismen ist die kutane Methode der Verimpfung (Einreibung des Untersuchungsmaterials in oberflächliche Ohrwunden beim Meerschweinchen) vorzuziehen, da bei der subkutanen Methode die Tiere meist an Sepsis zugrunde gehen. In diesen Fällen gibt die Platte oft zuverlässigere Resultate als der Tierversuch. — In entsprechender Weise geschieht die Untersuchung des der Umgebung der Milzbrandpusteln entnommenen Gewebssaftes, bzw. des Eiters vom Grunde der Pustel, des Sputums beim Lungenmilzbrand, der Fäzes beim Darmmilzbrand. In analoger Weise wird auch das Untersuchungsmaterial vom lebenden Tier entnommen; beim frisch getöteten Tier ist die Entnahme von Milzsaft der Blutuntersuchung vorzuziehen. Von menschlichen Leichen gibt die Untersuchung der Gehirnventrikelflüssigkeit die sichersten Resultate, da die Gewinnung einer Reinkultur aus Blut und Organen wegen der rasch fortschreitenden Fäulnis der Milzbrandleichen meist auf große Schwierigkeiten stößt. Aus demselben Grunde ist in diesen Fällen auch beim Tierversuch die kutane Impfung der subkutanen vorzuziehen; bei Anwendung der letzteren erliegen die Versuchstiere meist anderen Infektionen (malignes Ödem und Proteus). — Bei stark in Fäulnis übergegangenen Kadavern ist eine Diagnose überhaupt nicht mehr möglich.

Auf große Schwierigkeiten stößt oft der Nachweis von Milzbrandbazillen auf verdächtigem Material, wie Häuten, Haaren, Hadern, Lumpen, Wolle, Lehmboden von Milzbrandställen, Heu von Milzbrandweiden. Um die etwaigen Milzbrandsporen von anderen pathogenen Bakterien, welche den Impfversuch stören könnten, zu isolieren, wird empfohlen, das Untersuchungsmaterial aufzuschwemmen, 1 Stunde lang bei etwa 70 ° zu halten und damit zu impfen. Zur Ausscheidung der Sporen des malignen Ödems werden Bouillonaufschwemmungen unter anaerobe Bedingungen und dadurch die Sporen des malignen Ödems zum Auskeimen gebracht. Alsdann Abtötung der ausgekeimten Bazillen des malignen Ödems durch einstündiges Erwärmen auf 70 °, wodurch die Milzbrandsporen isoliert werden.

Diagnose und Differentialdiagnose. Zur vorläufigen Diagnose dient das Ausstrichpräparat und die Darstellung der Kapseln; für die endgültige Diagnose ist die Gewinnung von Reinkulturen durch das Plattenverfahren und der Tierversuch erforderlich. Das Agglutinationsphänomen kann wegen mangelhafter oder sehr geringer Agglutinierbarkeit der Milzbrandbazillen nicht angewendet werden. Für die Differentialdiagnose kommen nur in Betracht:

1. Der Bazillus des malignen Ödems. Dieser ist aber ein obligater Anaerobier, wächst also nicht bei Luftzutritt. Er besitzt ferner peritriche Geißeln und ist im hängenden Tropfen beweglich; die Beweglichkeit hört allerdings bei Luftzutritt bald auf. Er färbt sich nicht nach Gram und ist erheblich schmäler als der Milzbrandbazillus, auch sind seine Enden mehr zugespitzt. Er bildet nicht nur auf künstlichen Nährböden, sondern auch im Tierkörper lange, eigentümlich gewundene Fäden.

2. Der Rauschbrandbazillus. Er ist ebenfalls im Gegensatz zum Milzbrandbazillus streng anaerob, erzeugt, wie der Bazillus des malignen Ödems, in Stichkulturen in hoher Gelatine Gas, besitzt peritriche Geißeln und ist im hängenden Tropfen kurze Zeit beweglich. Bei der Gramschen Methode verhält er sich verschieden. Er zeigt abgerundete Enden, liegt meist einzeln, bildet keine oder nur kurze Fäden und zeigt oft Involutionsformen (spindelförmige, unregelmäßige Anschwellungen).

Typhus abdominalis.

1. Morphologie, Biologie, kulturelle Eigenschaften des Typhusbazillus. Kurzes, mehr rundliches oder ovales Stäbchen von 1—3 μ Länge und etwa 0,6 μ und mehr Breite. Lebhaft beweglich durch 6—12 peritriche, ziemlich lange, meist wellig gekrümmte, leicht abreißbare Geißelfäden. Auf künstlichen Nährböden, besonders Kartoffeln und Gelatine, wächst er zu Fäden aus. Keine Sporenbildung. Färbt sich leicht mit allen Anilinfarben, dagegen nicht nach Gram.

Die Resistenz des Typhusbazillus ist im allgemeinen eine ziemlich beträchtliche. Die gewöhnlichen Desinfektionsmittel, 5 % Karbolsäure-, 1 ‰ Sublimatlösung töten erst nach 15 Minuten ab. An Lumpen angetrocknet konnte ich ihn noch nach Jahresfrist als entwickelungsfähig nachweisen; wenn er direktem Sonnenlicht ausgesetzt wird, hält er sich etwa 2—3 Monate. In Abortgruben fand ich ihn noch nach einem Jahre lebensfähig. Ebensolange bleibt er auf gedüngtem Ackerboden erhalten. Wiederholt sind Infektionen von Rieselfeldern ausgehend beobachtet worden. Im Wasser scheint er sich nicht lange zu halten, vielleicht infolge Mangels an Nährstoffen und Konkurrenz der Wasserbakterien. — Gegen erhöhte Temperaturen sind die Typhusbazillen ziemlich empfindlich: in Wasser von 52 ° gehen sie in 5 Minuten zugrunde, ebenso in Milch bei 65 °. In letzterer tötet sie die Säurebildung der Milchsäurebakterien bald ab. Kälte übt keinen schädigenden Einfluß auf sie aus.

Wachstum auf den meisten üblichen Nährböden. Fakultativ anaerob. Temperaturoptimum 37 °. Auf Gelatineplatte oberflächliche, zarte, durchsichtige, unregelmäßig gelappte, mit rippenartigen Erhabenheiten durchzogene „weinblattähnliche", nicht verflüssigende Kolonien. Auf Agar wenig charakteristischer dünner, weißlichgrauer Belag. Auf Kartoffel sehr charakteristisches Wachstum als feiner, fast unsichtbarer, erst bei der Berührung mit der Nadel als abhebbarer Schleim wahrnehmbarer Belag. In Bouillon schwache, gleichmäßige Trübung. Milch wird nicht zum Gerinnen gebracht, nur schwache Säurebildung. Lackmusmolke wird schwach gesäuert (schwach gerötet), bleibt fast klar. In zuckerhaltigen Nährböden tritt keine Gasbildung (Vergärung) ein. In Bouillon oder Peptonlösung bildet er kein Indol. Neutralrotagar wird nicht reduziert (keine Entfärbung und Fluoreszenz), es erfolgt auch keine Gasbildung. Auf Fuchsin-Milchzuckeragar (Endo) und Lackmus-Milchzuckeragar (v. Drigalski-Conradi) bildet er dem Koli gegenüber charakteristische Kolonien. (Weiteres s. unten unter Untersuchungsmethoden, Gang der Untersuchung und Differentialdiagnose S. 23—28).

Bei der Toxinwirkung des Typhusbazillus handelt es sich nicht um die Sekretion eines extrazellulären Toxins (wie bei Diphtherie und Tetanus), sondern um ein in den Bazillenleibern enthaltenes Endotoxin, das sich durch bestimmte Verfahren extrahieren läßt, und um unmittelbare, durch Übertritt in die Blutbahn hervorgerufene infektiöse bzw. septische Wirkung.

Die Pathogenität für Tiere ist unter natürlichen Verhältnissen eine geringe. Meerschweinchen werden durch intraperitoneale Injektion von durchschnittlich 1/10 Öse einer frischen Agarkultur in 12—24 Stunden getötet. Doch ist die Virulenz der verschiedenen Stämme eine sehr schwankende. Durch intravenöse Injektion abgetöteter Kulturen wird beim Kaninchen eine sepsisartige Erkrankung erzeugt. Dies ist die gebräuchlichste Methode zur Gewinnung des Typhus-Immunserums (s. unten).

2. Fundort, Verbreitung im menschlichen Körper, Vorkommen außerhalb desselben, Saprophytismus, Bazillenträger, Entnahme des Untersuchungsmaterials. Im Typhuskranken erscheinen die Bazillen zuerst im Blut, und zwar bereits in der 1. Krankheitswoche. Sie werden kaum jemals vermißt, und ihr Nachweis ist für die Frühdiagnose von großer Bedeutung. Zur Bildung von Agglutininen kommt es dagegen in der Regel nicht vor Beginn der 2. Krankheitswoche, und das Agglutinationsphänomen ist gewöhnlich erst zu dieser Zeit deutlich nachweisbar. Im Stuhl erscheinen die Bazillen in der 2. Woche, nehmen in der 3. Woche (Abstoßung der Schorfe) zu und werden in den späteren Wochen allmählich wieder spärlicher, um in der 6.—10. Woche oder noch später zu verschwinden (bakteriologische Genesung). In einer Reihe von Fällen werden auch nach voller klinischer Genesung die Bazillen fortgesetzt mit dem Stuhl ausgeschieden: Dauerausscheider bzw. Bazillenträger. Hier ist wohl in den meisten Fällen die Gallenblase als der Aufenthaltsort der persistierenden Typhusbazillen anzusehen, und die Dauerausscheidung kann jahre- bis jahrzehntelang fortbestehen. Sie erfolgt kontinuierlich oder schubweise. Nicht selten ist die Ausscheidung eine sehr reichliche, so daß die Kolibakterien im Stuhl geradezu verdrängt werden. — In etwa $1/3$ der Fälle werden auch von der 2. oder 3. Woche ab Bazillen im Urin ausgeschieden, meist ohne Erscheinungen von Albuminurie. Ferner kommen Bazillen vor im Sputum bei komplizierender Pneumonie, im Gewebssaft der Roseolen, in den metastatischen Abszessen. — An der Leiche werden sie besonders reichlich gefunden im Milzsaft, in den Peyerschen Plaques, auf den Typhusgeschwüren des Dünndarms, in den Mesenterialdrüsen, in der Gallenblase. — Außerhalb des menschlichen Körpers vermag der Typhusbazillus zweifellos ein saprophytisches Dasein zu führen: in den Abortgruben hält er sich, wie ich nachweisen konnte, wenigstens ein Jahr lang, wahrscheinlich aber noch viel länger lebensfähig und vermag Infektionen hervorzurufen. Aus diesem saprophytischen Wachstum erklärt sich die Existenz der Typhushäuser und ihre Bedeutung für die Epidemiologie. Auch auf den gedüngten Äckern und Rieselfeldern zeigt er eine bedeutende Zähigkeit und

Infektiosität. Letztere macht sich am meisten geltend in der wärmeren Jahreszeit und erklärt die typischen Jahresschwankungen.

Entnahme des Untersuchungsmaterials. Stuhl und Urin der Typhuskranken werden in sterilisierte, verkorkte, zylindrische Glasgefäße gefüllt. Bei Transport oder Versendung kommen sie in Blechhülsen, die mit Heftpflasterstreifen umwickelt und in Holzgefäßen verpackt werden. Die Blutentnahme zur Anstellung der Agglutinationsprobe (Widalsche Reaktion) geschieht am vorher mit Alkohol abgeriebenen Ohrläppchen mit Hilfe eines scharfen Skalpells oder besser mit dem ebenfalls leicht sterilisierbaren, für diesen Zweck besonders konstruierten Blutschnepper. Die hervorquellenden Blutstropfen werden in einem sterilisierten, mit Kork verschlossenen Röhrchen aufgefangen oder mittels eines Kapillarröhrchens von etwa 2 mm Weite aufgesogen. nachdem die Enden des Röhrchens vorher abgebrochen sind; nach der Füllung wird das Röhrchen mit Siegellack oder Wachs verschlossen. Bei Fortdauer der Blutung Stillung durch Auflegen von Penghawar-Djambi- oder Eisenchloridwatte. Für die Agglutinationsprobe sind mindestens 6 Tropfen Blut erforderlich. — Die Blutentnahme zur kulturellen Untersuchung auf Typhusbazillen erfolgt durch Punktion der Vena mediana, nachdem der Oberarm des Kranken mit einer Gummibinde umschnürt ist. Die ausgekochte Hohlnadel wird in die Mediana in der Längsrichtung eingestochen und das Blut in einem weiten Reagensglas aufgefangen. Es genügen 2—5 ccm Blut. Letzteres wird sogleich in Galleröhrchen (s. unten) gefüllt. Die Versendung der mit Gummistopfen verschlossenen Galle-Reagensröhrchen geschieht in derselben Weise wie die der Stuhlproben. — Aus den Roseolen wird der Gewebssaft durch Abkratzen mit steriler Impflanzette gewonnen und in Bouillon gebracht.

3. Untersuchungsmethoden und Gang der Untersuchung.

A. Untersuchung des Blutes.

a) Agglutinationsprobe (Widalsche Reaktion).

b) Kultureller Nachweis der Typhusbazillen aus dem Blut.

B. Untersuchung von Fäzes und Urin.

Die Agglutinationsprobe (Widalsche Reaktion) hat vor den übrigen Untersuchungsmethoden den Vorzug, daß sie schnell zu einem Ergebnis führt (etwa 2 Stunden nach der Blutentnahme bzw. nach dem Eintreffen der Blutprobe). Ihr positiver Ausfall (selbst bis zu einer Verdünnung des

Serums von 1: 200) ist jedoch nicht unter allen Umständen beweisend für Typhus, da die Reaktion bisweilen auch bei anderen Krankheiten, besonders Tuberkulose, Pneumonie, Ikterus, eintritt. Ebenso kann bei Paratyphus-Erkrankung eine Mitagglutination (Gruppenagglutination) erfolgen. Das Phänomen tritt ferner auf bei Menschen, die vor einiger Zeit Typhus überstanden haben, es fehlt hingegen oft bei frischen Typhusfällen (1. Krankheitswoche), da um diese Zeit die spezifischen Typhuantikörper (in diesem Falle also die Agglutinine) sich noch nicht im Blut gebildet haben. Negativer Ausfall spricht daher nicht gegen Typhus, und bei verdächtigen Fällen und negativem Resultat sind weiterhin Blutproben zu entnehmen bzw. einzusenden. — Die Widalsche Reaktion bildet eine sehr wertvolle Unterstützung der Diagnose, ihr positiver Ausfall allein berechtigt aber, wie auseinandergesetzt, nicht in allen Fällen, die Diagnose auf Typhus zu stellen. Es sind daher nur Angaben zu machen über den negativen oder positiven Ausfall der Agglutination, in letzterem Falle unter Angabe der Serumverdünnung, also z. B. „Agglutination gegen Typhusbazillen negativ, oder positiv $^1/_{200}$ (bezw. $^1/_{100}$, $^1/_{50}$). Die Agglutination bis zur Serumverdünnung von $^1/_{50}$ gilt als zweifelhaft, da auch Normalserum nicht selten in schwächeren Verdünnungen eine Agglutination (Verklumpung) der Typhusbazillen bewirkt. Das Prinzip der Widalschen Serumreaktion beruht auf der Erscheinung, daß das Blutserum des Kranken infolge seines Gehaltes an spezifischen (homologen) Antikörpern (Agglutininen auf die spezifische Bakterienart (Antigen) in eigenartiger Weise einwirkt: eine homogene Aufschwemmung der Bakterien in physiologischer (0,85%iger) Kochsalzlösung wird durch Zusatz des Krankenserums auch in starken Verdünnungen verklumpt, d. h. die früher gleichmäßig verteilten (sich lebhaft bewegenden) Bazillen werden unbeweglich und ballen sich zu mehr oder weniger großen Klumpen, (die von Normal- oder Kurzsichtigen auch mit bloßem Auge sehr deutlich zu erkennen sind) zusammen. Die näheren Vorgänge hierbei sind im hängenden Tropfen gut zu beobachten. Bei den beweglichen Bakterien, also auch beim Typhus, bemerkt man das allmähliche Abnehmen der Beweglichkeit und das Verkleben zu Bakterienhaufen, während am Rande der Häufchen vereinzelte Bazillen noch gleichsam schlagende Bewegungen ausführen, ohne indessen wesentlich ihren Ort zu verändern. Bei schwacher Vergrößerung läßt sich die Häufchenbildung noch in weiterer Ausdehnung übersehen. (Mikroskopische Agglutination). Das Aufhören der Beweglichkeit der Bazillen beruht, wie ich nachweisen konnte, auf einer auflösenden (tricholytischen) Wirkung des spezifischen Immun- bzw. Krankenserums auf die Geißeln. — Die Beurteilung des Eintritts der Agglutination erfolgt im allgemeinen durch die Besichtigung mit bloßem Auge (makroskopische Agglutination) bei verschiedenen Serumverdünnungen in kleinen Reagensgläschen (s. unten), die mikroskopische Untersuchung mit starker Vergrößerung geschieht hauptsächlich zur Beurteilung der schwächsten Grade der Agglutination, welche mit bloßem Auge nicht mehr deutlich zu erkennen sind, also bei zweifelhaftem Ausfall, besonders bei starken Serumverdünnungen.

Für die Ausführung der Widalschen Serumreaktion sind also erforderlich: 1. eine Bakterienaufschwemmung, 2. das Krankenserum.

Zur Bakterienaufschwemmung verwendet man eine frische, 18—24 stündige Agarkultur. Ältere Kulturen verlieren nicht selten ihre Agglutinabilität. Man schüttet auf die schräge Agarkultur 5—10 ccm physiologischer Kochsalzlösung, in welcher durch Schütteln der Rasen gleichmäßig aufgeschwemmt wird; auch kann die Kultur vorsichtig mit der Platinöse abgehoben werden. Dann wird die Aufschwemmung in kleine Reagensgläschen abgefüllt und zentrifugiert, um etwaige verunreinigende Beimengungen zu entfernen; das Zentrifugieren darf aber nur einige Minuten geschehen, damit nicht auch die Bazillen in den Bodensatz gelangen.

Das Krankenserum wird aus der Blutprobe durch Zentrifugieren gewonnen; das abgeschiedene Serum muß vorsichtig in ein anderes Röhrchen abgegossen werden, damit keine Teile des Blutkuchens in das Serum gelangen, wodurch eine Pseudoagglutination bewirkt werden könnte. Haftet das Blut fest an den Seitenwänden des Röhrchens, so muß es vor dem Zentrifugieren mit der Platinöse abgelöst werden. Eine Abscheidung des Serums findet auch statt, wenn man das Röhrchen mit der Blutprobe einige Zeit in den Eisschrank stellt. In entsprechender Weise verfährt man, wenn das Blut in Kapillaren gefüllt war: das Röhrchen wird an der Grenze zwischen Serum und Blutkuchen durchschnitten und das Serum entnommen. — Nunmehr stellt man sich von dem Krankenserum eine Verdünnung von 1:10 her, indem man zu einer bestimmten, mit der Pipette abgemessenen und entnommenen Menge Serum die 9 fache Menge 0,85%iger (physiologischer) Kochsalzlösung hinzufügt. Von dieser Stammlösung werden dann die übrigen Serumverdünnungen, wie unten angegeben, hergestellt. — Um festzustellen, ob auch eine Mitagglutination für den Paratyphus B (Paratyphus A kommt nicht in Frage) besteht, oder ob es sich überhaupt um eine Typhus- oder um eine typhusähnliche Infektion, speziell um Paratyphus handelt, ist es notwendig, in jedem Falle auch die agglutinierende Wirkung des Krankenserums gegenüber Paratyphus B zu prüfen. Für den letzteren begnügt man sich gewöhnlich mit einer Serumverdünnung von 1: 100, während man für Typhus in der Regel drei Verdünnungen von 1: 50, 1: 100 und 1: 200 herzustellen pflegt. Ferner ist es notwendig, je eine Kontrolle für Typhus und Paratyphus B in physiologischer Kochsalzlösung ohne Serumzusatz anzulegen, um festzustellen, ob die Kulturen nicht schon unter der Einwirkung der Kochsalzlösung allein verklumpt werden (Pseudoagglutination).

Zur Ausführung der Widalschen Reaktion sind eine Reihe kleiner, in einem Holz- oder Drahtgestell stehender Reagensgläschen notwendig, in welche mittels besonderer Meßpipetten die Kochsalzlösung, die Serumverdünnung und die Bazillenaufschwemmungen gebracht werden. Während die Bazillenaufschwemmungen stets in gleicher Menge hinzugesetzt werden, ist die Menge der Kochsalzlösung (außer bei den Kontrollen) und die des Krankenserums je nach den Verdünnungen naturgemäß eine verschiedene. Folgendes Schema diene als Anhaltspunkt für die Ausführung der Probe:

	Serumverdünnung mit Typhus 1/50	Serumverdünnung mit Typhus 1/100	Serumverdünnung mit Typhus 1/200	Serumverdünnung mit Paratyphus B 1/100	Kontrolle mit Typhus	Kontrolle mit Paratyphus B
1/10 Krankenserum-Verdünnung	0,2	0,1	0,05	0,1	—	—
0,85 % ige Kochsalzlösung	0,6	0,7	0,75	0,7	0,8	0,8
Bakterienaufschwemmung von Typhus	0,2	0,2	0,2	—	0,2	—
Bakterienaufschwemmung von Paratyphus B	—	—	—	0,2	—	0,2

Nach der Mischung kommen die Proben auf 2 Stunden in den Brütschrank und werden alsdann makroskopisch (event. mit der Lupe) betrachtet, Mikroskopische Untersuchung nur in zweifelhaften Fällen.

Für den Praktiker, dem keine lebenden Typhuskulturen und kein Brütschrank zur Verfügung stehen, empfiehlt sich die Anwendung des Fickerschen Typhus- und Paratyphus B-Diagnostikums (Merck-Darmstadt), einer Aufschwemmung abgetöteter und zerriebener Typhus- bzw. Paratyphus B-Bazillen. Die Serumverdünnungen und die Anwendung werden nach der dem Diagnostikum beigefügten Gebrauchsanweisung ausgeführt. Die Röhrchen bleiben bei Zimmertemperatur etwa 12 Stunden stehen; die Beurteilung erfolgt makroskopisch aus dem Auftreten eines Niederschlags bei gleichzeitiger Klärung der Flüssigkeit.

Über die Brauchbarkeit der Konjunktivalreaktion nach Chantemesse (Einträufelung der Lösung eines Typhusbouillonkulturenpräzipitats in den Konjunktivalsack, Eintreten einer stärkeren Reaktion mit Exsudatbildung nach mehreren Stunden) bestehen noch nicht genügende Erfahrungen.

Kultureller Nachweis der Typhusbazillen aus dem Blut des Kranken (Blutkultur). Das aus der Vene entnommene Blut des Kranken (s. oben) wird zum Zweck der Anreicherung in einem „Typhus-Gallerröhrchen“ aufgefangen und für 12 Stunden in den Brütschrank gestellt. Es werden zu diesem Zwecke 5 ccm steriler Rindergalle verwendet, die ein sehr guter Nährboden für Typhusbazillen ist und durch Behinderung der Gerinnung das Wachstum erleichtert (die Röhrchen sind auch bei Merck-Darmstadt käuflich).

Zweckmäßig ist ferner die Verwendung der Conradischen Gallerröhrchen: Der im Schlachthaus erhältlichen frischen Rindergalle wird 10% Pepton Witte, 10% Glycerinum purum zugesetzt. 2 Stunden im Dampfkochtopf sterilisieren, Abfüllen von je 5 ccm in Reagensgläser und nochmals 2 Stunden im Dampfkochtopf sterilisieren.

Nach der Anreicherung im Brütschrank werden etwa 2 ccm der Blutgallenmischung auf Platten (s. unten) ausgestrichen und die oft in Reinkultur und massenhaft gewachsenen Kolonien in der üblichen Weise identifiziert.

Wenn die Entnahme einer größeren Menge Bluts aus der Vene auf Schwierigkeiten stößt, so genügt unter Umständen auch die Blutentnahme aus dem Ohrläppchen, ähnlich wie für die Zwecke der Agglutination. Ja, es reicht in vielen Fällen schon der Blutkuchen, welcher bei der Serumabscheidung von dem für die Agglutination entnommenen Blut übrig bleibt, für die Blutkultur aus.

Die Untersuchung des Gewebssaftes aus den Roseolen ist durch die eben beschriebenen Verfahren der direkten Blutzüchtung ziemlich verdrängt worden. Es müssen möglichst frische Roseolen für die Entnahme ausgewählt werden (s. oben). Die Züchtung kann sowohl in Bouillon wie auch in Galle erfolgen. Positive Ergebnisse werden in etwa 80% der Typhusfälle erzielt, bei direkter Blutentnahme in fast 100%.

Die Untersuchung des Stuhls liefert gewöhnlich erst von der 2. Woche ab positive Ergebnisse. In der 3. Woche ist die Zahl der positiven Stuhlbefunde am größten: sie erreicht hier etwa die Höhe von 70%. Das Prinzip der für die Kultur der Typhusbazillen aus den Fäzes verwendeten Nährböden beruht darauf, die Typhusbazillen von den anderen zahlreichen Darmbakterien, besonders dem Bacterium coli, durch eine Farbenreaktion zu differenzieren, ferner dem Typhusbazillus günstige Wachstumsbedingungen zu schaffen, die anderen Darmbakterien aber im Wachstum zu hemmen. Dagegen gibt es keine Methode der Anreicherung der Typhusbazillen aus den Fäzes (etwa wie das Galleverfahren aus dem Blut oder bei den Choleravibrionen das Peptonwasserverfahren).

Im Nachfolgenden besprechen wir nur diejenigen Plattenverfahren, die sich bewährt haben und allgemein angewendet werden. Der Nährboden wird in große Doppelschalen gegossen, um eine möglichst große Menge Stuhl ausstreichen zu können. Das Ausstreichen geschieht mit einem rechtwinkelig gebogenen Glasspatel. Dünnflüssiger Stuhl wird unmittelbar aufgestrichen, fester nach entsprechender Verdünnung mit 0,85%iger Kochsalzlösung. Man trägt zwei Ösen oder ein Tröpfchen des Stuhls auf die erste Platte, verreibt das Material gründlich über die ganze Oberfläche und bestreicht mit dem noch am Spatel haften gebliebenen Rest eine zweite und event. eine dritte Platte.

1. Der Fuchsinagar nach Endo. Der Nährboden wird folgendermaßen zubereitet: Zunächst Herstellung des Agarnährbodens. 2000 ccm Wasser, 80 g Stangenagar, 20 g Peptonum siccum Witte, 20 g Liebigs Fleischextrakt, 10 g Kochsalz. Diese Mischung wird 2 Stunden gekocht bei 110° oder 1 Stunde bei 120°. Filtrieren durch Watte im Dampfkochtopf, abfüllen in zwei Literkolben, nochmals 50 Minuten sterilisieren im strömenden Dampf, aufbewahren. — Für Herstellung des Endoschen Nährbodens werden 2 Liter des Agars flüssig gemacht und ihm zugesetzt: 20 g Milch-

zucker, 20 ccm 10%iger Sodalösung (1/4 Stunde im strömenden Wasserdampf sterilisiert), 10 ccm einer 10%igen alkoholischen Fuchsinlösung (10 g Fuchsin in kleinen Kristallen, 100 ccm 96%iger Alkohol, 18—22 Stunden stehen lassen, filtrieren) und 5 g Natriumsulfit in 50 ccm heißen Wassers gelöst (das Wasser wird zuvor 15 Minuten in strömendem Wasserdampf sterilisiert, das Natriumsulfit darf nicht mit erhitzt werden). — Von diesem Nährboden werden nun entweder gleich Platten gegossen, oder er wird in sterilisierten Kolben aufbewahrt. Die Aufbewahrung muß stets im Dunkeln erfolgen. Das Fuchsin wird durch den Zusatz des Natriumsulfits farblos gemacht und das fuchsinschwefelsaure Natrium durch Säure wieder gerötet. Diese Rötung geschieht durch solche Bakterien (z. B. Koli), welche aus dem im Nährboden vorhandenen Milchzucker Säure erzeugen, was beim Typhusbazillus nicht der Fall ist. Während also die Kolibakterien auf diesem Nährboden leuchtend rote Kolonien bilden, sind die des Typhus glashell und viel kleiner. (Dem Typhus fast vollkommen gleichend sind die Kolonien der Bazillen der Paratyphusgruppe, der Ruhrbazillen und des Bacillus faecalis alcaligenes. Weiteres s. unten.) — Der Endosche Nährboden wird von den meisten Autoren als der für die Typhusdiagnose geeignetste angesehen, was ich aus meinen Erfahrungen bestätigen muß. Ein weiterer Vorzug ist, daß er die Arbeit bei künstlichem Licht gestattet und erheblich billiger als die übrigen herzustellen ist. In gleicher Weise, wie für die Stuhluntersuchung, eignet er sich für die des Urins und für die Blutkultur.

2. Der Lackmusagar nach v. Drigalski-Conradi. I. Bereitung des Agars. 1,5 kg fettfreies Pferdefleisch werden fein gehackt, mit 2 Liter Wasser übergossen und 24 Stunden im Eisschrank stehen gelassen. Das Fleischwasser wird abgeseiht, (mit Fleischpresse) abgepreßt, 1 Stunde gekocht, filtriert. Dann Zusatz von 20 g Peptonum siccum Witte, 20 g Nutrose, 10 g Kochsalz, 1 Stunde kochen, filtrieren. Weiter Zusatz von 60 g zerkleinerten Stangenagars, 3 Stunden im Dampfkochtopf gekocht, schwach alkalisieren, durch Sandfilter oder Leinewand im Dampftopf filtriert. II. Milchzucker-Lackmuslösung. 300 ccm Lackmuslösung (von Kahlbaum-Berlin) werden 10 Minuten lang gekocht, darauf 30 g Milchzucker hinzugefügt und weiter 15 Minuten gekocht. III. Mischung. Die heiße Milchzucker-Lackmuslösung wird zu der heißen Agarmasse zugesetzt und die Mischung mit 10%iger Sodalösung alkalisiert, bis sich der Schaum leicht blau färbt. Die Alkalisierung geschieht am besten bei Tage mit dem im Nährboden enthaltenen Lackmus als Indikator.

Zu dem schwach alkalischen Nährboden werden 6 ccm einer sterilen, warmen, 10%igen Sodalösung und 20 ccm einer frischen Lösung von 0,1 g Kristallviolett 0 chemisch rein (Höchst) in 100 ccm sterilisierten destillierten Wassers hinzugefügt. — Entweder werden gleich Platten gegossen oder der Nährboden in kleineren Kölbchen von etwa 200 ccm Inhalt aufbewahrt. — Zu beachten ist, daß Lackmuslösung, Milchzucker, Sodalösung, Kristallviolettlösung je 1/4 Stunde im Dampfkochtopf sterilisiert werden müssen. Die Kristallviolettlösung ist jedesmal neu anzufertigen. — Die Kolibakterien bilden rote Kolonien (Säurebildung aus dem Milchzucker des Nährbodens), die Typhuskolonien erscheinen bläulich (ebenso Paratyphusgruppe, Ruhr, Bacillus faecalis alcaligenes und andere Alkalibildner). Durch den Kristallviolettzusatz wird die Entwickelung anderer verunreinigender Bakterien gehemmt.

Neben diesen beiden, zur elektiven Züchtung dienenden, am meisten gebräuchlichen Nährböden wird für die Vorkultur mit Vorteil verwendet:

3. Der Malachitgrünagar. Der Agar wird zubereitet, wie beim Fuchsinagar von Endo angegeben. Dann in Kolben von 200—300 ccm abfüllen und an einer Probe die Reaktion des Agars bestimmen (mit Normalnatronlauge unter Phenolphthaleinzusatz). Für den Gebrauch wird zu dem sterilisierten, verflüssigten Agar die Malachitgrünlösung (Höchst) zugesetzt, und zwar auf je 100 ccm Agar 0,55 ccm einer 0,5%igen Malachitgrünlösung, ferner der Agar auf einen Alkaleszenzgrad gebracht, welcher 1,8% Normalnatronlauge unter dem Phenolphthaleinneutralpunkt entspricht. Nach gründlicher Mischung in Schalen ausgießen. Aufbewahrung der Platten im Eisschrank. — Der Nährboden wirkt auf viele Bakterien, auch Koli, hemmend, während Typhus und Paratyphus wächst. — Nach 24 Stunden im Brütschrank Abschwemmen der Kolonien mit steriler 0,85%iger Kochsalzlösung, die Schalen etwa 10 Minuten lang etwas schräg stehen lassen (die fast unbeweglichen Kolibakterien sammeln sich am Boden, die beweglichen Typhus- und Paratyphusbazillen mehr an der Oberfläche). Überimpfen von 1 oder 2 Ösen der Flüssigkeit auf zwei Fuchsin- oder Lackmus-Agarplatten. Durch diese Anreicherung lassen sich öfters noch Typhusbazillen aus dem Stuhl nachweisen, die beim einfachen Ausstreichen der Fäzes auf den Elektivnährböden nicht auswuchsen.

Ebenso wie der Stuhl wird auch der Urin auf dem Fuchsin- oder dem Lackmusagar ausgestrichen. In einem Teil der Fälle sind die Typhusbazillen äußerst zahlreich vorhanden.

Identifizierung der auf den Platten gewachsenen Typhus-Kolonien. Nachdem die mit dem zu untersuchenden Blut, Stuhl, Urin beschickten Platten 24 Stunden im Brütschrank bei 37 ^{0} gehalten sind, werden sie durchmustert. Findet man zwischen den hochroten, oft an der Oberfläche glänzenden, großen, flachen Kolikolonien kleine rundliche, glashelle Kolonien auf dem Fuchsinagar bzw. bläuliche Kolonien auf dem Lackmusagar, so sind sie als typhusverdächtige anzusehen. Ferner kann es sich handeln um Paratyphus und verwandte Bakterien (die Kolonien sind oft etwas größer) oder um Ruhrbazillen oder um den Bacillus faecalis alcaligenes. Zur vorläufigen Diagnose dient die orientierende Agglutination im hängenden Tropfen mit Typhus- (bzw. Paratyphus)- Immunserum der Verdünnung 1: 100. Man verreibt eine Nadelspitze der Kultur in einem Tropfen der Serumverdünnung und untersucht mit schwacher, event. auch mit starker Vergrößerung, ob Agglutination eingetreten ist. Hierbei darf jedoch nicht außer Acht gelassen werden, daß die frisch aus dem Menschen gezüchteten Kulturen nicht selten schwer agglutinabel sind, die Agglutination mithin negativ ausfallen kann, obwohl es sich um Typhusbazillen handelt. Daher sind verdächtige Kulturen trotz negativen Ausfalls der orientierenden Agglutination weiterhin biologisch zu prüfen. Man legt sich zu diesem Zwecke von der Kultur eine Reinkultur auf schrägem Agar an, impft ein Gärungsröhrchen und ein solches mit Lackmusmolke. Nach 24stündigem Verweilen im Brütschrank wird die Reinkultur mit Hilfe der makroskopischen Agglutination geprüft (s. unten), das Gärungsröhrchen auf Vergärung (Gasbildung), die Lackmusmolke auf Trübung und Rötung. Wird die verdächtige Kultur durch ein Immunserum in Verdünnung von mindestens 1: 1000 deutlich agglutiniert, tritt keine Gasbildung im Gärungsröhrchen ein und wird die Lackmusmolke nur leicht gerötet und nicht oder nur sehr wenig getrübt, so ist die Kultur als Typhus anzusprechen. Zur weiteren Identifizierung bei zweifelhaften Fällen werden noch eine Reihe anderer Methoden angewendet. Wir stellen hier die wichtigsten und allgemein gebräuchlichen kurz zusammen und lassen weiter unten eine genauere Beschreibung folgen.

Die gezüchtete Reinkultur ist auf Typhus zu prüfen:

1. im hängenden Tropfen auf Beweglichkeit und Aussehen;
2. durch die Agglutinationsprobe mit Typhusimmunserum;

3. durch Züchtung in Gärungsröhrchen (Traubenzuckerbouillon);
4. durch Züchtung in Lackmusmolke;
(diese vier Proben sind in jedem Falle anzustellen);
5. durch Züchtung in Milch;
6. durch Züchtung in Neutralrotagar;
7. durch Züchtung auf Kartoffel;
8. durch Prüfung auf Indolbildung;
9. durch Züchtung auf Gelatineplatten;
10. durch den Pfeifferschen Versuch.

Die Züchtungen sind im Brütschrank (24 Stunden bei 37 °) vorzunehmen.

Für die Agglutinationsprobe ist ein hochwertiges Typhusimmunserum erforderlich, dessen Titer (d. h. Grenze der Wirksamkeit bei einem gewissen Grade der Verdünnung) festgestellt ist. Im allgemeinen gilt als Regel, daß zur Identifizierung einer Kultur deutliche Agglutination erfolgen muß bis zu einer Verdünnung, die der Hälfte der Höhe des Titers entspricht, also bei einem Titer von 1: 20000 bis zu einer Verdünnung von 1: 10000. Als mindeste Anforderung ist zu stellen: deutliche Agglutination bei einer Immunserum-Verdünnung von 1: 1000.

Die Gewinnung des agglutinierenden Serums geschieht durch intravenöse Injektion frischer, virulenter, abgetöteter Kulturen. Die Abtötung erfolgt durch einstündige Erwärmung auf 60° der mit 0,85%iger Kochsalzlösung abgeschwemmten Kultur. Die Einspritzung wird in die Ohrrandvene großer kräftiger langohriger Kaninchen gemacht, nachdem durch zentrales Zudrücken der Vene diese zur Anschwellung gebracht, die Injektionsstelle von den Haaren befreit und mit Alkohol und Äther desinfiziert worden ist. Die Menge der eingespritzten Kultur soll das erste Mal etwa einer Kulturmasse von 2 Ösen entsprechen, in Abständen von 5—7 Tagen werden die Dosen verdoppelt. Doch können meist auch höhere Dosen ohne Schaden eingespritzt werden. Nach der dritten Injektion wird zur Bestimmung des Titers eine Probeentnahme aus einer Ohrvene vorgenommen. (Erweiterung der Vene durch Abreiben des Ohrs mit Äther- oder Xylol-Wattebausch, Eröffnung der Vene mit Lanzette, Abtropfenlassen des Blutes in kleines Reagensröhrchen. Stillung der Blutung durch Kompression mit Wattebausch und Klemmpinzette. Bestimmung des Titers, d. h. der Grenze der Verdünnung des Serums, bis zu welcher noch Agglutination erfolgt.) Hat der Titer noch nicht die gewünschte Höhe erreicht, so werden die Injektionen fortgesetzt, Am Schluß Entblutung des Tieres: Erheben einer Längsfalte am Halse, Abtrennen eines größeren Stückes Haut, so daß Trachea und Muskeln des Halses frei liegen. Stumpfes Freilegen der Karotis, Isolieren, Anlegen zweier kleiner Klemmpinzetten, Durchschneidung der Karotis zwischen beiden, Vorhalten eines Glasgefäßes vor das zentrale Ende, Entfernung der zentralen Pinzette, Einströmenlassen des Blutes in das Glasgefäß. — Das steril entnommene und weiterhin unter den üblichen Kautelen behandelte Immunserum wird in sterilen, mit Wattepfropf und Gummikappe verschlossenen Röhrchen im Eisschrank aufbewahrt und erhält sich sehr oft jahrelang wirksam. Sicherer ist es noch, es in zugeschmolzenen Röhrchen im Eisschrank aufzuheben. Auch können konservierende Zusätze von 0,3—0,5% Karbolsäure gemacht werden.

Agglutinationsprobe zur Bestimmung einer typhusverdächtigen Kolonie (bzw. einer Reinkultur). Nachdem durch die orientierende Agglutination (s. oben) im hängenden Tropfen bei einer Immunserumverdünnung von 1:100 ein positiver Ausfall festgestellt worden ist, wird weiterhin in Reagensgläschen mit verschiedenen Serumverdünnungen die Agglutinierbarkeit quantitativ bestimmt. Zur Ausführung des Versuches sind, ebenso wie bei der Widalschen Reaktion, kleine Reagensgläschen notwendig, die in einem Holz- oder Drahtgestell nebeneinander aufgereiht stehen. Für die Serumverdünnung sind fein graduierte Meßpipetten erforderlich ($^1/_{100}$ ccm), ebenso für den Zusatz der 0,85%igen Kochsalzlösung und die Bakterienaufschwemmung. Der Zusatz der Bakterien kann entweder erfolgen durch Aufschwemmung einer kleinen Öse (2 mg) der zu prüfenden Kultur in den Röhrchen selbst oder durch Abschwemmung der Kultur mit 0,85%iger Kochsalzlösung (s. Widalsche Reaktion) und Hinzusetzen einer bestimmten Menge dieser homogenen Abschwemmung zu den einzelnen Röhrchen. Wir selbst geben der letzteren Methode den Vorzug und beschreiben im nachfolgenden die Ausführung der Agglutinationsprobe, wie sie auf manchen Typhusstationen geübt wird. Als Ausgangspunkt der Serumverdünnung dient eine Verdünnung von 1:100. Der Inhalt sämtlicher Röhrchen wird durch Zusatz von Kochsalzlösung auf 1 ccm ergänzt.

Serum			Kochsalzlösung		Baz.-Aufschwemmung		Serumverdünnung
0,4	$^1/_{100}$	+	0,4	+	0,2	=	$^1/_{250}$
0,2	$^1/_{100}$	+	0,6	+	0,2	=	$^1/_{500}$
0,1	$^1/_{100}$	+	0,7	+	0,2	=	$^1/_{1000}$

	Serum		Kochsalzlösung		Baz.-Aufschwemmung		Serumverdünnung
0,1	$^1/_{250}$	+	0,7	+	0,2	=	$^1/_{2500}$
0,1	$^1/_{500}$	+	0,7	+	0,2	=	$^1/_{5000}$
0,1	$^1/_{1000}$	+	0,7	+	0,2	=	$^1/_{10000}$
0,1	$^1/_{2500}$	+	0,7	+	0,2	=	$^1/_{25000}$
0,1	$^1/_{5000}$	+	0,7	+	0,2	=	$^1/_{50000}$

Eine andere Methode der Serumverdünnung ist folgende: Man fertigt sich von der Serumverdünnung 1: 100 eine zweite von 1: 1000 an, indem man zu 0,1 der Verdünnung 1: 100 0,9 Kochsalzlösung hinzusetzt und verteilt nun die beiden Stammlösungen folgendermaßen:

	Serumverdünnungen von					
	$^1/_{500}$	$^1/_{1000}$	$^1/_{2500}$	$^1/_{5000}$	$^1/_{10000}$	$^1/_{20000}$
Typhusimmunserum $^1/_{100}$ . .	0,2	0,1	—	—	—	—
Typhusimmunserum $^1/_{1000}$.	—	—	0,4	0,2	0,1	0,05
Kochsalzlösung .	0,6	0,7	0,4	0,6	0,7	0,75
Baz.-Aufschwemmung	0,2	0,2	0,2	0,2	0,2	0,2

Als Kontrollen sind bei jedem Versuche anzustellen:

1. Eine Mischung der zu identifizierenden Reinkultur (Bazillenaufschwemmung bzw. Öse) mit Kochsalzlösung (Gesamtmenge 1 ccm) ohne Zusatz von Immunserum, um festzustellen, ob etwa der bloße Zusatz von Kochsalzlösung schon verklumpend wirkt (Pseudoagglutination).

2. Eine Mischung einer bekannten Typhuskultur mit dem verwendeten Immunserum (jedoch nur in den stärksten Verdünnungen), um die Wirksamkeit des Immunserums zu prüfen. Die verwendete Typhuskultur soll frisch übergeimpft, etwa 18—24 Stunden alt sein.

Wie bei der Widalschen Reaktion kommen die Proben auf 2 Stunden in den Brütschrank und werden dann makroskopisch (d. h. mit bloßem Auge oder mit der Lupe) betrachtet. Mikroskopische Untersuchung mit schwacher oder starker Vergrößerung nur in zweifelhaften Fällen.

Prüfung der verdächtigen Kolonie bzw. Reinkultur durch Züchtung im Gärungsröhrchen. Typhusbazillen vermögen Traubenzucker nicht zu vergären; sie bilden auch nach mehreren Tagen (ebenso wie Bac dysenteriae und faecalis alcaligenes) kein Gas, während die Gruppe der Koli- und Paratyphus-Bakterien schon nach 24 Stunden Gasbildung zeigen. Die Prüfung geschieht am besten in V-förmig gebogenen Glasröhrchen, deren längerer Schenkel geschlossen und mit der Nährflüssigkeit ganz angefüllt ist. Als letztere wird verwendet Bouillon mit Traubenzuckergehalt von 0,5—2,0 %. Das Gas sammelt sich an der Spitze des geschlossenen Schenkels an und verdrängt die Flüssigkeit in den offenen mit Wattebausch geschlossenen Schenkel. Die sterilisierte Traubenzuckerlösung wird zweckmäßig erst zur fertigen Bouillon hinzugesetzt, da sonst bei längerem Kochen Braunfärbung (Karamelisierung) eintritt. — Die Gärungsprüfung kann auch mittels Zuckeragars erfolgen (0,5 %iger Traubenzuckeragar) entweder in Stichkultur oder nach voraufgegangener Verflüssigung des Agars. Bei Gasbildung wird die Agarsäule zerrissen.

Prüfung durch Züchtung in Lackmusmolke. Der Typhusbazillus bildet nur sehr geringe Säure, die Molke färbt sich schwach rot und bleibt ganz oder fast ganz klar. Koli hingegen bildet reichlich Säure, färbt stark rot und trübt. Paratyphus B läßt die Molke klar, färbt stärker rot als Typhus, zeigt aber von der 2. Woche ab alkalische Reaktion (blau). Vergleiche die differentialdiagnostische Tabelle auf Seite 26, 27. Die Molke ist am besten fertig (von Kahlbaum-Berlin) zu beziehen. Die Herstellung geschieht nach Petruschky durch Zusatz von verdünnter Salzsäure zu der angewärmten und zur Hälfte mit Wasser verdünnten Milch. Dann Abfiltrieren des Niederschlages, Neutralisieren mit Sodalösung, 2 stündiges Kochen, Filtrieren bis zum Klarwerden, Zusatz steriler Lackmustinktur bis zur Violettfärbung, sterilisieren.

Prüfung durch Züchtung in Milch. Der Typhusbazillus wächst langsam in Milch und bewirkt (im Gegensatz zum Koli) keine Gerinnung. Vergleiche untenstehende differentialdiagnostische Tabelle. Herstellung des Nährbodens: frische entrahmte Milch wird in Reagensgläser gefüllt und an drei folgenden Tagen je ½ Stunde im Dampfkochtopf erhitzt.

Prüfung durch Züchtung in Neutralrotagar. Typhus-Bazillus (auch Bac. enteritidis und faecalis alcaligenes) verändern Neutralrotagar nicht, während Koli und Paratyphus B nach 24 Stunden Fluoreszenz und später Entfärbung bewirken und Gas bilden. Herstellung des Agars: zum Agar 0,3—0,5 % Traubenzucker und 1 % konzentrierte wässerige Neutralrotlösung. Entweder Stichkultur in hochgefülltem Röhrchen oder Verflüssigung des Agars und Verteilung der Kultur.

Prüfung durch Züchtung auf Kartoffel. Der Typhus-Bazillus wächst als feiner, fast unsichtbarer Belag, während Koli und Paratyphus B als dicker bräunlicher oder grünlicher Rasen wachsen. In zweifelhaften Fällen ein sehr brauchbares Differenzierungsmittel zwischen Typhus und Paratyphus B. (Vgl. die Tabelle am Schluß). Herstellung des Nährbodens: Reinigen der Kartoffeln mit Bürste, Schälen, Zerschneiden in 1 cm dicke Scheiben, Einlegen in Doppelschälchen, 1 Stunde bei 110—120° im Dampf sterilisieren. Oder Herausstechen zylinderförmiger Stücke mit Kartoffelbohrer, Halbierung der Zylinder, Einlegen in sterile Reagensröhrchen, deren Boden mit Watte bedeckt ist, 1 Stunde lang bei 110—120° im Dampf erhitzen.

Prüfung auf Indolbildung. Eine Reinkultur von Typhus in Bouillon oder Peptonwasser bildet kein Indol, Koli bildet Indol. Zur Anstellung des Versuches fügt man im Reagensgläschen zu etwa 10 ccm Flüssigkeit etwa 1 ccm 0,02 %iger Kaliumnitritlösung und tropfenweise reine konzentrierte Schwefelsäure: bei positiver Indolreaktion erfolgt nach einigen Minuten Rotfärbung.

Prüfung durch Züchtung auf Gelatineplatten. Der Typhusbazillus bildet auf der Oberfläche zarte, durchscheinende, unregelmäßig gelappte mit rippenartigen Erhabenheiten durchzogene, weinblattähnliche Kolonien. Koli und Paratyphus B wachsen meist weniger charakteristisch, können unter Umständen auch ähnliche Oberflächenkolonien bilden, zeigen aber immer eine größere Dicke und gröbere Struktur. Verflüssigung bewirkt keiner der genannten Mikroben. Die Differenzierung mittels der Gelatinekultur ist unsicher.

Prüfung durch den Pfeifferschen Versuch. Der Pfeiffersche Versuch (Bakteriolyse im Tierkörper) kann in zweifelhaften Fällen zur Unterstützung der Agglutinationsprobe herangezogen werden. Seine Ausführung geschieht entsprechend dem bei Cholera beschriebenen Verfahren (Seite 55). Doch tritt die Reaktion weit langsamer und nicht so ausgesprochen und gleichmäßig auf wie bei Cholera. Meist ist die Auflösung der Bazillen und Bildung der Granula erst nach Stunden nachweisbar. Wir geben im Nachfolgenden über die Ausführung des Versuches einen Auszug aus der Anweisung für die zur Bekämpfung des Typhus eingerichteten Untersuchungsanstalten wieder:

Es sind erforderlich 1. hochwertiges Immunserum, 2. vier Meerschweinchen von je 200 g Gewicht, 3. Normal-Meerschweinchen- oder Kaninchenserum, 4. eine 18 stündige, bei 37° auf Agar gezüchtete Kultur der zu untersuchenden Bakterienart. Tier A erhält das 5fache der Titerdosis des Serums (Seite 20, 55). Tier B erhält das 10fache der Titerdosis des Serums. Tier C dient als Kontrolltier und erhält das 50fache der Titerdosis vom Normalserum derselben Tierart, von welcher das bei Tier A und B benutzte Serum stammt. Sämtliche Tiere erhalten diese Serumdosen gemischt mit je einer Öse der zu untersuchenden Kultur in 1 ccm Fleischbrühe (nicht Kochsalz- oder Peptonlösung) in die Bauchhöhle eingespritzt. Tier D erhält nur $\frac{1}{4}$ Öse Kultur intraperitoneal, um festzustellen, ob die Kultur für Meerschweinchen virulent ist. — Zur Injektion benutzt man eine Kanüle mit abgestumpfter Spitze. Die Injektion in die Bauchhöhle geschieht nach Durchschneidung der äußeren Haut; es kann dann mit Leichtigkeit die Kanüle in den Bauchraum eingestoßen werden. Die Entnahme des Peritonealexsudats zur mikroskopischen Untersuchung im hängenden Tropfen erfolgt vermittels Glaskapillaren gleichfalls an dieser Stelle. Die Betrachtung des Exsudats geschieht im hängenden Tropfen bei starker Vergrößerung, und zwar 20 Minuten, 1 Stunde und 2 Stunden nach der Injektion. — Bei Tier A und B muß spätestens nach 2 Stunden typische Körnchenbildung oder Auflösung der Bazillen erfolgt sein, während bei Tier C und D eine große Menge lebhaft beweglicher und in ihrer Form gut erhaltener Bazillen vorhanden sein muß. Damit ist die Diagnose gesichert.

Nachweis der Typhusbazillen im Wasser. Wegen des meist sehr spärlichen Vorhandenseins der Bazillen im Wasser, ist es nötig, größere Mengen Wasser zu untersuchen und die Bazillen durch Chemikalienzusatz auszufällen. Auch mit Hilfe agglutinierenden Serums kann die Ausfällung vorgenommen werden. Am gebräuchlichsten sind folgende Methoden:

1. Ausfällung nach Schüder - Vallet. Es sind vorrätig zu halten drei sterile Lösungen: a) 7,75 %ige Lösung von Natriumhyposulfit. b) 10%ige Lösung von Bleinitrat. c) 100 %ige Lösung von Natriumhyposulfit. Das zu untersuchende Wasser wird in einen oder mehrere hohe Meßzylinder von je 1 Liter gegossen. Zu je 1 Liter Wasser kommen 10 ccm der Lösung a, stark durchschütteln. Dann kommen zu jeder

Differentialdiagnostische Tabelle der

	Beweglichkeit	Geißeln	Fuchsinagar (Endo)	Lackmusagar (v. Drigalski-Conradi)	Gärungsröhrchen oder Traubenzuckeragar
Typhusbazillus	lebhaft	ca. 6—12, peritrich, ziemlich lang	kleine glashelle, rundliche Kolonien	kleine bläuliche Kolonien	**kein Gas**
Paratyphus B-Bazillus	dgl.	6—12 und mehr, peritrich, sehr lang	ähnlich dem Typhusbaz., aber Kolonien meist etwas größer, weniger durchsichtig. (Auf Malachitgrünagar kräftiger und mit gelblicher Verfärbung.)		starke Gasbildung
Paratyphus A-Bazillus	dgl	wie Typhus	wie Typhus		geringe Gasbildung
Bacillus enteritidis Gärtner	dgl.	wie Paratyphus B	wie Paratyphus B		wie Paratyphus B
Bacterium coli	fehlend oder gering	meist fehlend od. spärlich, peritrich, kurz	leucht. rote Kolonien (Auf Malachitgrünagar kein oder geringes Wachstum.)	rote Kolonien	starke Gasbildung
Bacillus faecalis alcaligenes	sehr lebhaft	**polständig** (uni- oder bipolar), einfach od. in Büscheln	wie Typhus		kein Gas
Ruhrbazillus	unbeweglich, aber mit lebhafter Molekularbewegung	fehlend	wie Typhus		kein Gas

[1]) Das wichtigste Unterscheidungsmittel ist die Prüfung der Agglu-

Typhus- und typhusähnlichen Bazillen[1]).

Lackmus-molke	Milch	Neutral-rotagar	Kartoffel	Indol-bil-dung	Patho-genität für Mäuse, Meer-schwein-chen usw.
schwach sauer, rötlich, keine (oder geringe) Trübung	keine Gerinnung	nicht verändert	**feiner, kaum sichtbarer Belag**	fehlt	wenig
stark sauer, deutlich gerötet, keine (od. geringe) Trübung, nach einigen Tagen alkalisch **(Blaufärbung)**	keine Gerinnung. Wird später alkalisch, gelblich, durch-scheinend	nach 24 Stunden Fluores-zenz, später Ent-färbung und Gas-bildung	dicker, grau-brauner oder grüner Belag	dgl.	stark
stärker sauer, rot, meist etwas trübe. Alkaleszenz und Blau-färbung tritt nie ein	wie Typhus	wie Para-typhus B	ähnlich wie bei Typhus	dgl.	wenig
wie Paratyphus B				dgl.	sehr stark
stark sauer, rot, trübe	Gerinnung, starke Säurebildung	wie Para-typhus B	dicker, gelb-brauner Belag	vor-handen	schwan-kend, bisweilen stark
nach 24 Std. alkalisch (Blaufärbung)	keine Gerinnung	nicht verändert	dicker, grau-brauner Belag	fehlt	wenig oder nicht
schwach sauer, rötlich, keine Trübung	keine Gerinnung	nicht verändert	feiner, kaum sichtbarer Belag	fehlt	verschie-den nach den Varie-täten, s. S. 39

tinabilität durch ein spezifisches hochwertiges Immunserum.

Wasserprobe 20 ccm der Lösung b. Nach 20—24 stündigem Stehenlassen im Dunkeln vorsichtiges Abgießen der Flüssigkeit vom Bodensatz. Zum Bodensatz werden 7 ccm der Lösung c hinzugesetzt; gut umrühren und in ein Reagensglas gießen. Die nicht löslichen Bestandteile senken sich bald zu Boden. Von der klaren Lösung werden 0,2—0,5 ccm und vom Bodensatz ebenfalls entsprechende Mengen (mittels sterilen Spatels) auf Fuchsinagar- oder Lackmusagarplatten verstrichen. Nach 20 Stunden im Brütschrank Untersuchung.

2. Ausfällen nach Müller-Nieter. 2 Liter Wasser werden 3,5 ccm Liquor ferri oxychlorati zugesetzt, gemischt, $\frac{1}{2}$ Stunde stehen gelassen. Dann Bodensatz steril abfiltrieren, mit Spatel steril abkratzen, auf Platten verstreichen und züchten, wie unter 1 angegeben.

Diagnose und Differentialdiagnose. Die Diagnose Typhus bei einer verdächtigen Kolonie (Reinkultur) gilt als gesichert, wenn die Untersuchung im hängenden Tropfen ergibt, daß es sich um bewegliche, an Aussehen den Typhusbazillen gleichende Bazillen handelt, wenn die Kultur von einem hochwertigen Typhusimmunserum mindestens bis zur Hälfte seines Titers in starken Verdünnungen (nie unter 1: 1000) agglutiniert wird, wenn in Gärungsröhrchen keine Gasbildung eintritt, Lackmusmolke nur schwach gerötet und nicht (oder nur wenig) getrübt wird. In zweifelhaften Fällen sind noch die weiteren Untersuchungsmethoden und Kulturmerkmale heranzuziehen. Über Differentialdiagnose der Typhusbazillen von nahestehenden Bakteriengruppen siehe vorstehende Tabelle.

Anhang: Der Bacillus faecalis alcaligenes.

Kleines abgerundetes Stäbchen etwa von der Größe und Gestalt des Typhusbazillus; er ist sehr lebhaft beweglich und besitzt (als charakteristischen Unterschied von letzterem) polständige Geißeln, einzeln oder büschelförmig, an einem oder an beiden Polen. — Auf Fuchsinagar und Lackmusagar wächst er ganz ähnlich dem Typhusbazillus in wasserhellen, tautropfenähnlichen kleinen Kolonien, auf Lackmusagar spärlicher als auf Fuchsinagar. Unterschieden vom Typhusbazillus, abgesehen von der mangelnden Agglutinabilität gegenüber Typhusimmunserum, vor allem durch sein Verhalten in Lackmusmolke, die er schon nach 12 Stunden deutlich blau färbt; nach 24 Stunden tiefblau, klar, oft mit Oberflächenhäutchen. Auf Kartoffel dicker, saftiger, gelblicher Belag. Auf Gelatine weinblattförmiges, aber wenig gelapptes

Wachstum. Milch wird nicht koaguliert, nach 4 Tagen gelblich aufgehellt. Bouillon wenig getrübt, mit Oberflächenhaut. In Gärungsröhrchen mit Trauben-, Milch- oder Rohrzucker keine Gasbildung. Kein Indol. — Unter Umständen pathogen, so von Hamm als Erreger einer Schwangerschafts-Pyelonephritis und Peritonitis nachgewiesen. Im übrigen nicht seltener Saprophyt im menschlichen Darm. Von Petruschky zuerst in verdorbenem Bier gefunden. Diagnose. Außer durch die Agglutination und gewisse kulturelle Eigenschaften mit Sicherheit durch die von mir nachgewiesene eigenartige Begeißelung (siehe oben) zu unterscheiden. Vgl. S. 26 u. 27.

Methoden der Geißelfärbung. Die Deckgläschen sind mit Äther und Alkohol zu reinigen und in der Flamme auszuglühen. Von einer höchstens 24stündigen Agarkultur bringt man eine Platinnadelspitze voll in ein, auf dem Deckgläschen befindliches Tröpfchen destillierten oder gewöhnlichen Wassers, ohne zu verreiben. Die beweglichen Bakterien verteilen sich bald in der Flüssigkeit. Dann Verdampfen durch vorsichtiges Erwärmen über der Flamme. Kein Fixieren in der Flamme.

1. Geißelfärbung nach Löffler. Als Beize dient eine Mischung von 10 ccm 20 %iger Tanninlösung, 5 ccm kalt gesättigter Ferrosulfatlösung, die einige Stunden gestanden hat, und 1 ccm wässeriger oder alkoholischer Fuchsinlösung. Je nach der Bakterienart soll noch ein Zusatz von Natrium-Tydrat oder Schwefel- bzw. Salzsäure erfolgen, z. B. beim hyphusbazillus einige Tropfen einer 1 %igen Natronlauge, für den Choleravibrio einige Tropfen verdünnter Schwefelsäure. Die Beize wird auf das Deckglas gebracht und vorsichtig 1 Minute lang bis zur Dampfbildung erwärmt. Kräftiges Abspülen mit Wasser. Entfernung der an den Rändern haftenden Beize mit Fließpapier. Abspülen mit Alkohol und Färbung mit Anilinwasserfuchsinlösung 1 Minute lang unter Erwärmen bis zur Dampfbildung. (Zweckmäßig soll etwas 1 %ige Natronlauge bis zur Schwebefällung, d. h. Eintritt der Trübung, zur Farblösung hinzugesetzt werden). Wasserspülung, Trocknen, Einlegen in Zedernöl.

Die Herstellung der Anilinwasserlösungen erfolgt in der Weise, daß die Kuppe des Reagensglases mit Anilinöl und $^2/_3$ des Reagensglases mit Wasser gefüllt wird. Dann kräftig schütteln, filtrieren und Zusatz der alkoholischen Farblösung, bis an der Oberfläche der Mischung sich ein schillerndes Häutchen bildet. Stets frisch zu bereiten.

Ich modifiziere die Löfflersche Methode etwas und habe dann nie Mißerfolge: nur Verwendung der reinen Beize ohne jeden Zusatz von Natronlauge oder Säure. Beizen 2 Minuten lang unter Erwärmen bis zur Dampfbildung. Wasser- und Alkoholspülung. Kräftiges Nachfärben mit Karbolfuchsinlösung unter starkem Erwärmen (nicht Kochen) 5—10 Minuten lang. Abspülen, Trocknen, Zedernöl.

2. Geißelfärbung nach Zettnow. Man braucht dazu eine Beize und eine Äthylaminsilberlösung. Herstellung der Beize: Lösung von 2 g Tartarus stibiatus in 40 ccm Wasser und 10 g Tannin in 200 ccm Wasser. Man fügt zu der auf 50° erwärmten Tanninlösung 36—37 ccm der Tart. stib.-Lösung hinzu, erhitzt, bis sich der Niederschlag löst. Beim Erkalten tritt eine Trübung auf; ist sie sehr stark (milchweiß), so etwas Tannin zufügen. Bleibt die Lösung beim Erkalten klar, so Hinzufügen von 1 ccm Tart. stib.-Lösung. Die Beize trübt sich beim Erkalten, soll bei Erhitzen völlig klar werden, darf keinen Bodensatz bilden. Zusatz von wenig Thymol macht die Beize haltbar. — Herstellung der Äthylaminsilberlösung: 2—3 g Silbersulfat in 200 ccm Wasser durch kräftiges Schütteln gelöst. Hiervon beliebige Menge in ein Reagensglas, dazu die gleiche Menge Wasser und so viele Tropfen 33 %iger Äthylaminlösung, bis ein vorher entstandener gelbbrauner Niederschlag sich löst und die Flüssigkeit klar wird. Später auftretende bräunliche Färbung ist ohne Belang. — Man bringt mit der Platinnadel wenig frische Agarkultur in ein Wassertröpfchen auf das Deckglas und in einen daneben befindlichen größeren Wassertropfen 1—2 Ösen 2 %iger Osmiumsäurelösung. Vom ersten Tropfen wird eine Spur in den größeren übertragen; dadurch dünne Aufschwemmung von Bakterien, die durch die Osmiumsäure abgetötet sind. Von diesem Tropfen werden Deckglasausstriche hergestellt. Lufttrocknen, Fixieren in der Flamme. Deckgläschen in Blockschale, Schicht nach unten, Übergießen mit Beize, Schälchen 5—7 Minuten (mit Glasplatte bedeckt) auf 100° heiße Blechplatte (über kochendem Wasser) stellen. Abkühlen lassen, bis der Inhalt sich trübt. Herausnehmen des Deckgläschens und sorgfältiges Abspülen mit Wasser. Dann Versilberung mit der Äthylaminsilberlösung (3—4 Tropfen). Erhitzen bis zur Rauchentwickelung und Schwarzfärbung der Ausstrichränder. Wasserspülung, Zedernöl. Geißeln schwarz auf klarem Untergrunde. (Das Zettnowsche Verfahren ist eine Modifikation des van Ermengemschen Versilberungsverfahrens).

Paratyphus und bakterielle Fleischvergiftungen.

Bei den Fleischvergiftungen sind zu unterscheiden:

1. die gastrointestinale Form, hervorgerufen
   a) durch den Genuß des Fleisches kranker Tiere: hier handelt es sich im wesentlichen um Infektionen durch den Bac. Paratyphi B und den Bac. enteritidis Gärtner.
   b) durch den Genuß verdorbenen Fleisches; hauptsächlich verursacht durch den Bac. proteus und das Bact. coli.

2. die zerebrale Form, Botulismus, klinisch der Atropinvergiftung nicht unähnlich, hervorgerufen durch den anaeroben Bacillus botulinus.

Zu der Paratyphus B-Gruppe (auch Gruppe der Hogcholera genannt) werden gerechnet: der Bacillus paratyphi B, der Bacillus suipestifer (Schweinepest, Hogcholera), der Bacillus morbificans bovis (von Basenau aus dem Fleisch einer notgeschlachteten Kuh gezüchtet), der Bacillus typhi murium, der Bacillus psittacosis, der Bacillus Aertryk (von de Nobele bei einer Fleischvergiftung in Aertryk gezüchtet) u. a.

Zu der Gärtner - Gruppe werden gerechnet: der Bacillus enteritidis Gärtner, der Bacillus Gent, Brügge, Moorseele van Ermengem, der Bacillus Rumfleth und Haustedt Fischer u. a.

Die beiden nahe verwandten Paratyphus B- und Gärtner-Gruppen, welche sehr ähnliche oder die gleichen biologischen, kulturellen und morphologischen Merkmale zeigen, können nur durch die Serumreaktion, durch Prüfung der Reinkulturen mittels eines hochwertigen, von vorbehandelten Tieren gewonnenen Immunserums unterschieden werden. (Vergleiche Seite 20). Bei Gruppenagglutination ist entscheidend, welche Art noch durch die geringste Serummenge agglutiniert wird.

Bezüglich des Ganges der Untersuchung bei Fleischvergiftung folgen wir der Darstellung Dieudonnés[1]) :„Das zur bakteriologischen Untersuchung notwendige Material muß möglichst rasch unh frisch entnommen werden, damit nachträgliche Veränderungen und ferner eine Entfernung oder betrügerisches Unterschieben von anderen Fleischstücken

[1]) Dieudonné, Die bakteriellen Nahrungsmittelvergiftungen. Würzburg 1908.

ausgeschlossen ist. Als Material kommt in Betracht das verdächtige Fleisch (Wurst, Pasteten), das Erbrochene und der Stuhlgang sowie Blut des Erkrankten und bei Sektionen besonders Darmstücke (wie bei Cholera), Milz und Leber. — Bei der Untersuchung des Fleisches werden aus dem Inneren eines Fleischstückes Ausstrichpräparate und Agar- und Gelatineplatten angelegt, ferner werden von dem Fleisch oder einer Aufschwemmung auf die für die Typhusdiagnose gebräuchlichen Platten ausgestrichen, ein Teil des Fleisches kann zur Anreicherung der Bazillen 24 Stunden bei 18—20° gehalten und dann zu Platten verarbeitet werden. Weiterhin werden Mäuse gefüttert, und zwar nach Basenau je zwei mit rohen Fleischstücken und mit solchen, die eine Stunde auf 100° erhitzt sind. Die Mäuse eignen sich zu Fütterungsversuchen mit verdächtigem Fleisch besonders, da sie außerordentlich und konstant empfänglich sind. Das Erbrochene und der Stuhl wird wie bei der Typhusuntersuchung auf gewöhnlichen Agar, auf Drigalski- und Malachitgrünplatten ausgestrichen; dieser letztere Nährboden ist besonders geeignet und hemmt außerdem die Entwickelung des Bacterium coli. Ferner werden Mäuse mit dem Stuhl subkutan infiziert. Von großem diagnostischen Wert kann die Untersuchung des Blutes sein; das Blut wird wie für die Gruber-Widalsche Blutprobe durch einen kleinen Schnitt in das Ohrläppchen gewonnen. Das durch Zentrifugieren erhaltene Serum wird zur Agglutination, der Blutkuchen wie zur Typhusdiagnose zur Züchtung verwendet, entweder nach vorheriger Anreicherung in Galle oder mittels Ausstrich auf Drigalskiplatten."

Über die Diagnose des Botulismus siehe weiter unten.

a) Der Paratyphus B-Bazillus zeigt sich morphologisch sehr ähnlich dem Typhusbazillus. Nur die Geißeln sind bedeutend länger und auch zahlreicher, wie ich durch eine Reihe von Untersuchungen festgestellt habe. Färbbarkeit wie beim Typhusbazillus. Seine Resistenz ist größer. Wachstum auf Gelatine und Agar ähnlich dem Typhusbazillus, zuweilen dicker, aber meist zarter als der Koli. Sehr wesentlich unterscheidet er sich aber vom Typhusbazillus durch sein Verhalten in Lackmusmolke, im Gärungsröhrchen bzw. Traubenzuckeragar, in Neutralrotagar, sein Wachstum auf Kartoffel, in Milch (Seite 26, 27). Auf Fuchsin- und Lackmusagarplatten wächst er ähnlich dem Typhusbazillus; doch sind seine Kolonien meist größer, weniger durchsichtig. Auch auf Malachitgrünagar wächst er kräftiger und zeigt im Gegensatz zu Typhus gelbliche Verfärbung. Von Koli unterscheidet er sich durch Fehlen der Indolreaktion. Die Tierpathogenität ist beträchtlich größer als beim Typhusbazillus. Wichtig ist die Unterscheidung durch die Serumreaktion. Auch bei den Paratyphuskranken treten von der 2. Woche ab Agglutinine im Blut auf. Schwierigkeiten in der Beurteilung kann durch die Erscheinung der Gruppenagglutination entstehen. Doch ist zu bemerken, daß die Agglutination bei Paratyphusinfektion gewöhnlich in kürzerer Zeit (½ Stunde) erfolgt. Bestehen Agglutinationen für Typhus und Paratyphus, tritt die letztere aber erst später auf, so ist sie als durch Nebenagglutination bedingt aufzufassen. Auch kann durch Austitrieren des Serums, d. h. durch Feststellen der Grenze seiner Wirksamkeit gegenüber Typhus- und Paratyphusbazillen bei zunehmenden Verdünnungen ermittelt werden, welche von den beiden Infektionen vorliegt, bzw. ob es sich um eine Mischinfektion handelt. Um eine Mitagglutination handelt es sich, wenn bei dem Austitrieren die Grenzen der Wirksamkeit erheblich (z. B. um das Zehnfache) auseinanderliegen. Die Frage der Mischinfektion kann eventuell durch den Castellanischen Versuch geklärt werden. Wenn ein Serum auf Typhus und Paratyphus B agglutinierend wirkt, so werden größere Mengen derjenigen Kultur, die am meisten beeinflußt wird, hineingebracht; nach 1—2 Stunden zentrifugieren, dann eventuell weiter von der Kultur zusetzen, bis die Agglutinine für die betreffende Bakterienart verbraucht sind. Nunmehr prüft man, ob auch die schwächer agglutinierte Bakterienart durch ein spezifisches Serum noch verklumpt wird. Ist dies der Fall, so lag eine Mischinfektion vor. Wird die zweite Bakterienart aber nicht mehr verklumpt, so handelte es sich nur um Partialagglutinine, die durch die erste Bakterienart mit absorbiert wurden.

Der Paratyphus B-Bazillus ist der Erreger von akuten Fleischvergiftungen, wobei die Krankheitserscheinungen nicht bloß auf die Aufnahme der Bazillen, sondern vor allem auf die der giftigen Stoffwechselprodukte zurückzuführen sind. Oft handelt es sich um den Genuß des Fleisches notgeschlachteter Tiere. Ferner verursacht er das als Paratyphus bezeichnete Krankheitsbild, welches wesentlich vom Abdominaltyphus verschieden ist und leichteren Verlauf zeigt. In der menschlichen Umgebung ist der Paratyphus B-Bazillus außerordentlich verbreitet: er ist gefunden im Darm und in den Exkrementen des Schweines, im Fleisch, in Wurstwaren, in Milch, im Trinkwasser. Auch in den Entleerungen und im Eiter von Menschen, die an den verschiedensten Krankheiten litten, wurde er nachgewiesen, ohne daß er als der Erreger der

Krankheit in Frage käme. Offenbar ist seine Virulenz eine sehr schwankende.

Die Diagnose ergibt sich aus dem oben Gesagten. Von größter Wichtigkeit für den klinischen Nachweis ist die Prüfung des Blutserums auf Agglutinine (siehe Seite 12). Für die Differentialdiagnose kommt in erster Linie die Identifizierung der gefundenen, als Erreger angesprochenen Bazillen durch die Serumreaktion mit Hilfe eines hochwertigen Immunserums in Frage; alsdann müssen die übrigen biologischen Unterscheidungsmerkmale zur Diagnose herangezogen werden. Siehe Seite 26, 27.

2. Der Paratyphus A-Bazillus steht morphologisch und biologisch dem Typhusbazillus am nächsten. Er ist aber serodiagnostisch und kulturell unschwer von ihm zu trennen, hauptsächlich durch sein Verhalten in Traubenzuckergelatine bzw. Traubenzuckeragar, Neutralrotagar, Lackmusmolke. Letztere wird durch Säurebildung stärker als beim Typhus gerötet, es tritt aber nicht Blaufärbung ein wie beim Paratyphus B-Bazillus (Seite 27). Betreffs der übrigen Unterschiede siehe die Tabelle auf Seite 26, 27.

Der Paratyphus A-Bazillus und die durch ihn hervorgerufene Infektion ist so selten beobachtet, daß er für die praktische Diagnostik kaum in Frage kommt.

3. Der Bacillus enteritidis Gärtner unterscheidet sich weder morphologisch noch biologisch von dem Paratyphus B-Bazillus, wohl aber durch die Serumreaktion; er wird durch Paratyphus B-Immunserum nicht agglutiniert, auch ist es nicht möglich, durch Vorbehandlung von Tieren mit dem Bacillus enteritidis ein auf Paratyphus B-Bazillen wirksames Serum herzustellen. Ferner zeichnet sich der Bacillus enteritidis durch eine größere Tierpathogenität aus. Er bewirkt bei Mäusen, Meerschweinchen und anderen Versuchstieren durch Verfütterung und Injektion eine tödliche Enteritis und erzeugt (wie auch der Paratyphus B-Bazillus) ein hitzebeständiges Gift, das nicht durch Kieselgurfilter hindurchgeht. Über Differentialdiagnose siehe Seite 26, 27. Beim Menschen kommt die Infektion seltener zustande. Sie wird gewöhnlich durch das Fleisch notgeschlachteter Tiere vermittelt. Die gastroenteritischen Erscheinungen stehen dabei im Vordergrunde.

4. Der Proteus vulgaris ist ein kleines, etwas gekrümmtes Stäbchen von sehr wechselnder Größe und Gestalt, beweglich durch zahlreiche peritriche Geißeln. Keine Sporenbildung,

gramnegativ. Auf Gelatineplatten charakteristische, stark verflüssigende Kolonien von gelblichbraunem. borstigem Aussehen, deren Rand wie mit Haarbüscheln besetzt erscheint. Von der Verflüssigung verbreiten sich rankenförmige, figurenbildende Fortsätze über die Platte. Auf den meisten Nährböden Gasbildung. Auf Kartoffeln grauer Belag, Milch wird gesäuert und koaguliert. — Als Saprophyt weit verbreitet. Bei den durch Proteus verursachten Fleischvergiftungen ist das Fleisch erst nach der Schlachtung, gewöhnlich durch unzweckmäßige Aufbewahrung (schmutzige Eisschränke) infiziert. Nach der Aufnahme vermehren sich die Bazillen stark im Darmkanal und erzeugen Toxine, welche die enteritischen Erscheinungen bewirken. Die außerhalb des Körpers erzeugten Toxine (auf sterilem Fleisch) sind (im Gegensatz zu denen des Paratyphus B und des Bacillus enteritidis) nicht hitzebeständig (Erhitzen bei 80° ½ Stunde). Proteusvergiftungen sind auch durch den Genuß von Kartoffelsalat beobachtet worden. Frische Kulturen, besonders auf Kartoffel, erzeugen, an Mäuse verfüttert, das Bild einer tödlich verlaufenden Enteritis. Diagnose durch Ausstrichpräparate aus dem Inneren des Fleisches auf Gelatineplatten, durch Verfütterung von Fleischstückchen an Mäuse.

5. Das Bacterium coli commune stellt eine Gruppe von morphologisch und biologisch sehr ähnlichen Bakterien dar. Es handelt sich um ein plumpes, an den Ecken abgerundetes Kurzstäbchen von 1—4 μ Länge und durchschnittlich 0,5 μ Breite. Auf Nährböden zuweilen Fadenbildung, keine Sporen. Einige Arten sind schwach beweglich und besitzen wenige kurze peritriche Geißeln, die meisten sind unbeweglich und geißellos. Sie sind gramnegativ. Wachstum aerob und anaerob (unter Gasbildung) auf allen Nährböden. Auf Gelatineplatte sind die Oberflächenkolonien irisierend, öfters weinblattförmig, aber gröber und dicker als die Typhuskolonien, letzteres auch bei den Agarkolonien. Im Gegensatz zu allen typhusähnlichen Bakterien Indolbildung (siehe Seite 27). Auf Kartoffel dicker gelbbrauner Belag. Alle weiteren charakteristischen Eigenschaften sind auf Seite 26, 27 angegeben. Seine Resistenz ist bedeutend. — Er kommt als Saprophyt überall vor, wo sich Fäkalien finden; so ist seine Anwesenheit in Trinkwasser als ein Zeichen von dessen Verunreinigung anzusehen. Pathogen für Meerschweinchen, Mäuse, Kaninchen. (Intraperitoneale, subkutane Injektion.) Doch schwankt die Pathogenität nach den verschiedenen Varietäten und den Krankheitszuständen, von welchen die gezüchtete Kultur stammt. — Beim Menschen

ist er ein nicht seltener Erreger von Zystitis, besonders bei weiblichen Individuen, ferner kann er Eiterungen, Septikämie, Darmkatarrhe, Entzündungen der Gallenwege hervorrufen. — Er ist ferner ein Erreger von Fleischvergiftungen durch den Genuß verdorbenen Fleisches (durch unzweckmäßige Aufbewahrung). Er bildet ein hitzebeständiges Toxin, auf dessen Wirksamkeit die schweren enteritischen Erscheinungen zurückzuführen sind. Die Diagnose und Differentialdiagnose ist bei der Diagnose des Abdominaltyphus näher besprochen worden (Seite 26, 27). Bei der Aussaat von Kot auf Platten (1 Öse von einer Kotaufschwemmung in steriler physiologischer Kochsalzlösung) wächst unter normalen Verhältnissen fast nur der Koli. Durch Immunisieren von Tieren (Seite 20) läßt sich ein Serum gewinnen, welches spezifische Agglutination gegenüber der betreffenden Art, aber nicht anderen Varietäten gegenüber bewirkt.

6. Der Bacillus botulinus ist der Erreger der als „Wurstvergiftung“ bezeichneten Form der Fleischvergiftung, die sich im wesentlichen durch schwere nervöse und zerebrale Symptome (motorische Lähmungen, Ptosis, Akkommodationslähmung, Schlingbeschwerden, Kratzen im Halse, sekretorische Störungen, Obstipation, bisweilen Erscheinungen von Bulbärparalyse, Asphyxie) auszeichnet. Der Bacillus botulinus ist ein Stäbchen von 4—6 μ Länge und 1 μ Breite, durch 4—8 peritrische Geißeln beweglich; er bildet bei Züchtung in höheren Temperaturen Involutionsformen. Endständige Sporen, wenig widerstandsfähig (Abtötung bei 80° in 1 Stunde). Färbung mit allen Anilinfarben, meist grampositiv. Streng anaerob. Temperatur-Optimum 20—25°. Wachstum besonders gut auf traubenzuckerhaltigen Nährböden. Auf Gelatine gelbliche, stark verflüssigende, granulierte Kolonien, in denen sich Strömungsbewegungen der Körner wahrnehmen lassen. Die Kulturen haben ranzigen Geruch. Bei tiefem Stich in hoher Schicht von frisch ausgekochtem und wieder erstarrtem Traubenzuckeragar weißliche Massen längs des Stichs mit seitlichen Ausläufern. Er bildet besonders in flüssigen Kulturen ein (nicht hitzebeständiges) Toxin, das in Mengen von 0,0001 g und weniger durch Verfütterung und Injektion bei Affen, Katzen, Kaninchen, Meerschweinchen charakteristische Lähmungserscheinungen und Tod bewirkt. Eine Vermehrung des Bacillus botulinus im Körper findet nicht statt. Fundort in Nahrungsmitteln, die unter Luftabschluß gehalten werden, wie im Inneren von Würsten, Fleischpasteten, Schinken, Konserven; ferner kommt er vor in Fischen und Gemüsen (Bohnen). Bei verdächtigen

Konserven beobachtet man Auftreibung der Büchsen, grünliche Verfärbung und brenzlichen Geruch. Bei Leichen B-Vergifteter finden sich vereinzelte Bazillen im Magen und Darminhalt, in der Milz. Diagnose. Bei Vorhandensein der erwähnten Erscheinungen liegt der Verdacht auf Botulismus vor. Verarbeiten des verdächtigen Materials anaerob zu Platten (Traubenzuckeragar und Gelatine) unter Wasserstoff oder einfacher mittels tiefen Stichs in hoher Schicht von frisch ausgekochtem und wieder erstarrtem Traubenzuckeragar ohne Überschichtung; mikroskopische Untersuchung des verdächtigen Fleisches; Tierversuch: subkutane Impfung von Katzen, Meerschweinchen, Kaninchen mit wässerigem Auszug des Fleisches, Verfütterung des Fleisches an Mäuse. Prüfung einer mehrtägigen Bouillonkultur auf Toxine an Versuchstieren. — Sehr ähnliche Vergiftungserscheinungen sind durch den Genuß von methylalkoholhaltigem Schnaps beobachtet worden.

Ruhr.

Die Ätiologie der klinisch als Ruhr oder Dysenterie bezeichneten Krankheit ist keine einheitliche. Zunächst muß die durch die Entamoeba histolytica (s. d.) erzeugte Amöbendysenterie abgetrennt werden. Aber auch die Erreger der bazillären Ruhr sind verschiedene, kulturell und biologisch differenzierte Bakterienarten. Als Haupttypen werden unterschieden der giftige Typus der Dysenteriebazillen, der Bazillus Shiga-Kruse, und die giftarmen Typen, zu denen der Bazillus Flexner, der Bazillus Y (Hiß-Russel) und der Strongsche Bazillus (Manilastamm) zu rechnen sind. Außerdem lassen sich noch, besonders infolge ihres abweichenden Verhaltens in bezug auf Fermentierung von Kohlehydraten, zwei weitere Gruppen abtrennen. (Siehe unten.)

Die Dysenterie-Bazillen kommen ausschließlich im Darminhalt (Schleimflocken), in der Darmschleimhaut und in den Mesenterialdrüsen vor.

1. Bacillus dysenteriae Shiga-Kruse. Kurzes, plumpes, geißelloses Stäbchen ohne eigene, aber mit auffallend starker Molekularbewegung. Keine Sporenbildung. Auf erschöpften oder ihm nicht zusagenden Nährböden bildet er Fäden und spindelförmige Involutionsformen. Färbbarkeit mit allen Anilinfarben, gramnegativ.

Wachstum auf künstlichen Nährböden wie der Typhus-Bazillus. Auf Gelatineplatten weinblattartige Kolonien, keine Verflüssigung. Auf Agar rundliche, dünne Kolonien mit bläulichem Schimmer bei durchfallendem Licht; nach einigen Tagen werden sie dichter und undurchsichtiger. Sie zeichnen sich (ebenso wie die Ruhrstühle) aus durch eigentümlichen, spermaähnlichen Geruch. Auf Endoagar, der für die Differenzierung der Ruhrbazillen in Stühlen mit Vorteil benutzt wird, wächst er ebenfalls genau wie der Typhus-Bazillus. Keine Gasbildung in Traubenzuckeragar, keine Indolbildung, keine Koagulation der Milch. In Lackmusmolke bildet er, wie der Typhusbazillus, Säure (Rotfärbung) ohne Trübung. Wachstum auf Kartoffel wie der Typhusbazillus als kaum sichtbarer Belag, auf v. Drigalski - Conradischem Lackmusnutroseagar (jedoch ohne Kristallviolettzusatz) ebenfalls wie der Typhusbazillus. — In Stich- und Strichkulturen von Lackmusmannitagar (Herstellung wie Lackmusnutroseagar, aber statt Milchzucker Mannit) reduziert (entfärbt) er in den tieferen Schichten den blauvioletten Nährboden, während die oberen unverändert bleiben; dagegen färben die Typhusbazillengruppe, Bacterium coli und der Flexnersche Dysenteriebazillus (siehe unten) den Nährboden in 24 bis 48 Stunden rot.

Die Resistenz des Shiga - Kruseschen Bazillus gegen äußere Einflüsse ist gering. Antrocknen tötet in 8—10 Tagen, feuchte Wärme von 60° in 10 Minuten, 3 %ige Karbolsäurelösung in 3 Minuten, Sublimatlösung 1: 1000 sofort, direktes Sonnenlicht in 30 Minuten. Im Wasser halten sie sich bis zu 6 Tagen, in den Stühlen werden sie bald vom Koli überwuchert. Durch niedere Temperatur werden die Ruhrbazillen nur wenig geschädigt.

2. Bacillus dysenteriae Flexner. Gleicht morphologisch fast vollkommen dem von Shiga - Kruse; er wird als etwas schlanker angegeben. Auch kulturell verhält er sich sehr ähnlich. Doch bildet er in Bouillon und Peptonlösung Indol und rötet den (blauvioletten) Lackmusmannitagar in 24—48 Stunden. Er ist wesentlich resistenter als der vorige. Über weitere Unterschiede siehe Differentialdiagnose.

3. Bacillus dysenteriae Y (Hiß - Russel). Verhält sich morphologisch und kulturell wie der Flexnersche Typus. Doch wächst er auf Lackmusnutroseagar in etwas größeren Kolonien, die nicht glattrandig, sondern gezackt und von mehr unregelmäßiger Gestalt sind. Auch nehmen sie gegen-

über den anderen Ruhrbazillus-Typen, welche die blaue Farbe behalten, einen rötlich-violetten Farbenton an. Weiteres siehe unten.

4. Der Bacillus dysenteriae Strong gleicht den beiden ersten Typen, unterscheidet sich aber in bezug auf sein Verhalten bei der Fermentierung von Kohlehydraten. (Siehe unten.)

5. Ferner lassen sich zwei weitere Gruppen von Dysenteriebazillen dadurch unterscheiden, daß sie im Gegensatz zu allen übrigen auch Maltose und Dextrin fermentieren. (Siehe Differentialdiagnose.)

Toxine. Der Dysenteriebazillus Shiga - Kruse bildet ein lösliches Toxin von bedeutender Resistenz, das bei intravenöser Injektion am stärksten auf Kaninchen, etwas weniger auf Affen, Hunde und Katzen einwirkt. Hühner, Tauben und Meerschweinchen verhalten sich fast refraktär. Bei subkutaner und intraperitonealer Injektion zeigt sich die Wirkung weniger intensiv, vom Darmtraktus aus bleibt das Gift unwirksam. Es treten Paresen und Paralysen (Extremitäten, Sphinkteren), blutige Diarrhöen und Sinken der Temperatur auf. Nach 1—3 Tagen Exitus. Die anatomischen Veränderungen lassen eine hämorrhagisch-nekrotisierende Enteritis und Läsionen in der Rückenmarksubstanz, die als Poliomyelitis acuta anterior aufzufassen sind, zuweilen auch eine Polioencephalitis erkennen. Die durch das Dysenterietoxin erzeugte Kaninchendysenterie entspricht daher vollkommen dem anatomischen Bilde der Krankheit beim Menschen, welche also (wie Diphtherie und Tetanus) wohl als eine echte Toxikose aufzufassen ist. — Im Gegensatz zum Bazillus Shiga - Kruse bildet der Flexnersche Typus kein derartig wirkendes Gift, und es dürften auf ihn die leichteren Ruhrfälle und -Epidemien zurückzuführen sein. — Kraus und Koerr vertreten die Ansicht, daß es sich bei dem Dysenterietoxin des Bazillus Shiga - Kruse nicht um ein an den Bakterienleib gebundenes Endotoxin, vielmehr um ein echtes lösliches Toxin handelt, das in der Kulturflüssigkeit nach Abfiltrieren der Leiber nachweisbar ist und dessen letale Dosis oft nur 0,01 ccm beträgt. Andere Autoren hingegen halten die Gifte, welche in den Autolysatfiltraten und in den durch Zerreibung von Bakterien gewonnenen Lösungen enthalten sind, für Endotoxine, die im Gegensatz zu den Toxinen auch für Meerschweinchen toxisch wirken und durch antitoxisches Dysenterieserum nicht nach dem Gesetz der Multipla, sondern erst durch weit höhere Serumdosen neutralisiert werden.

Diagnose und Differential-Diagnose der Dysenteriebazillen. Außer den oben genannten Typen existieren noch eine ganze Reihe von Varietäten, die sich hauptsächlich durch die Fermentierung von Mannit und Kohlehydraten und durch die Serumreaktion unterscheiden lassen. Shiga gibt nach ihren fermentativen Eigenschaften in Kohlehydrat-Nährböden (1 Pepton Witte, 1 Kohlehydrat, 0,5 Kochsalz, 100 Aqu. dest., Lackmuslösung bis zur leichten Blaufärbung) folgende Klassifikation:

Dysenteriebazillen	Dextrose	Mannit	Saccharose	Maltose	Dextrin	Laktose
1. Typus, Originaltypus Shiga-Kruse, Flexners New-Heaven-Baz.	+	—	—	—	—	—
2. Typus Y, Ferran, Seal Harbour Baz.	+	+	—	—	—	—
3. Typus, Flexner-Strongs Manilastamm	+	+	+	—	—	—
4. Typus, Harris, Gay, Baltimore u. Wollsteins Baz.	+	+	+	+	+	—
5. Typus, Shiga-Tsuchiya	+	±	+	+	+	—

+ bedeutet Spaltung (rot, fermentiert).
— bedeutet keine Spaltung (blau).

Ferner lassen sich die Dysenteriebazillen von Shiga-Kruse und Flexner durch die Agglutination mittels hochwertiger spezifischer Sera differenzieren. Es ist daher notwendig, sowohl ein Immunserum gegen den Typus Shiga als auch gegen den Typus Flexner vorrätig zu halten. Der Titer des benutzten Serums muß genau bekannt sein (etwa 1:1000), um den zu untersuchenden Stamm austitrieren zu können, da meist beträchtliche Mitagglutination (1:100 und mehr) gegenüber dem nicht homologen Typus vorkommt. Durch Austitrieren der Grenzwerte bzw. die Absorptionsmethode (Castellanischer Versuch, siehe Seite 33) wird der Typus ermittelt. Das Serum (welches außer aus den staatlichen Instituten auch von Merck - Darmstadt bezogen werden kann), wird am besten von Kaninchen durch intravenöse Behandlung gewonnen, da sich gerade beim Kaninchen Nebenagglutinine nur in geringem Grade bilden. Bei der Immunisierung mit dem Typus Shiga darf wegen der starken Toxinwirkung nur mit ganz geringen Dosen ($^1/_{100}$ Öse und weniger abgetöteter Kultur, vergl. Seite 20) begonnen werden, während bei dem wenig giftigen Typus Flexner gleich höhere Dosen eingespritzt werden können. — Die Typen Y und Strong stehen sich so nahe, daß sie durch die Agglutinations- oder Absorptionsmethode (Castellanischer Versuch) oft nicht unterschieden werden können. Dasselbe gilt für den Flexner- und Y-Bazillus.

Gang der Untersuchung. Aus den schleimigen oder schleimigblutigen Massen in den Stühlen wird ein Flöckchen mit der Platinöse herausgenommen, 2—3 mal in steriler Kochsalzlösung oder Bouillon ausgewaschen und auf Fuchsin-Endo- oder Lackmusnutrose-Agarplatten (Seite 16, 17) in mehreren Verdünnungen ausgestrichen. Nach 24 Stunden im Brütschrank Untersuchung der verdächtigen Kolonien, die den Typhuskolonien vollkommen gleichen. Sie lassen sich aber leicht von den letzteren durch den Nachweis der Unbeweglichkeit, den Mangel an Geißeln und die Agglutinationsprobe mittels Immunserums unterscheiden. Vergleiche die Tabelle auf Seite 26, 27. Die Agglutination des Shiga-Kruse-Bazillus erfolgt bei 37° erst nach etwa 20 Stunden, die des Flexner-Bazillus nach 6 Stunden. (Zur Beschleunigung der Diagnose kann hier die Agglutination mittels Zentrifugierens nach Gaehtgens, die bereits nach 10—15 Minuten eintritt, empfohlen werden.) Die Kulturen werden weiterhin auf Agarröhrchen übergeimpft, und der Stamm mittels Immunserums gegen den Typus Shiga-Kruse, Flexner, Y und, wenn nötig, gegen weitere Typen austitriert. — Auch das Serum der Ruhrkranken agglutiniert etwa vom 7. Tage ab die entsprechenden Ruhrbazillen bis zur Verdünnung 1 : 100; bei Mischinfektionen mit zwei Typen der Ruhrbazillen werden beide Typen gleich hoch agglutiniert. — Außerdem empfiehlt es sich zur vorläufigen Orientierung, von dem Untersuchungsmaterial ein Deckglaspräparat anzufertigen und mit verdünnter Karbolfuchsinlösung zu färben: man findet dann meist die Stäbchen fast in Reinkultur und vielfach in Eiterkörperchen eingeschlossen.

Amöbendysenterie.

Die Entamoeba histolytica (Amoeba histolytica s. dysenteriae), findet sich bei der Amöbendysenterie in den Fäzes und in der Mukosa und Submukosa des Dickdarms (Zökum, Flexura sigmoidea); seltener gelingt der Nachweis im Eiter der komplizierenden Leberabszesse.

Die Amöbe, in der Ruhe rundlich, zeigt lebhafte Beweglichkeit und Gestaltsveränderung (Pseudopodienbildung). Das Plasma besitzt einen Durchmesser von 20—30 μ, der Kern von 5—6 μ. Nach Schaudinn zeichnet sie sich durch ein zähflüssiges, stark lichtbrechendes Ektoplasma aus, das sich von dem feinkörnigen, Nahrungsstoffe (Blutkörperchen, Leukozyten, Bakterien) enthaltenden Entoplasma scharf abhebt. „Dieser Hauptunterschied der Entamoeba histolytica gegenüber der Entamoeba coli (s. d.) bedingt auch deren differente Lebensäußerungen. Die Entamoeba coli vermag mit ihren weichen Pseudopodien nicht in die gesunde Epithelschicht einzudringen, während die Dysenterieamöbe vermöge ihres zähen Ektoplasmas überall in das Gewebe sich einzwängen kann.“ Der Kern der Entamoeba histolytica ist ein homogenes, schwach lichtbrechendes und daher oft schwierig auffindbares Gebilde, während der Kern der Entamoeba coli als deutliche, durch eine Membran scharf begrenzte Blase, die mit kleinen oder größeren, stärker lichtbrechenden Körnern erfüllt ist, stets leicht zu finden ist. Er verändert bei Entamoeba histolytica oft seine Gestalt und hat stets eine exzentrische Lage, oft an der Grenze des Ektoplasmas; bei der Entamoeba coli macht er immer einen starren Eindruck, ist kuglig oder oval und mehr zentral gelegen. Auch die Vermehrung der Ruhramöbe ist eine andere als die der Entamoeba coli. Sie erfolgt durch Teilung und Knospung, bei der Entamoeba coli dagegen entweder durch Teilung oder durch Schizogonie (Brutbildung) von 8 Tochterzellen. Diese 8kernigen Zysten sind für die Entamoeba coli charakteristisch. Die Entamoeba histolytica bildet Dauerstadien, wenn die Lebensbedingungen für sie schlechter werden, beim Auftreten festerer Stühle in der Rekonvaleszenz. Die Sporenbildung erfolgt in der Weise, daß die peripheren ektoplasmatischen Teile des Plasmas sich buckelförmig hervorwölben und sich schließlich als kleine konzentrisch-faserige, strukturierte Kugeln von 3—7 μ Durchmesser, die an ihrer Oberfläche bald eine Membran abscheiden, abschnüren. Der Rest der Amöbe geht allmählich zugrunde.

Die Untersuchung der Amöben geschieht zweckmäßig an frischem Material, solange sie noch ihre Beweglichkeit besitzen. Weniger geeignet ist die Färbung mittels Methylenblau oder nach der Romanowskyschen Methode, siehe Seite 122), nachdem das Untersuchungsmaterial durch Osmiumsäuredämpfe fixiert ist.

Reinkulturen zu erzielen, ist nicht möglich, da die Amöben von den Bakterien, die ihnen zur Nahrung dienen, und im Inneren der Zellen enthalten sind, nicht getrennt werden können. Dagegen soll es gelungen sein, die Amöben auf einer bestimmten Bakterienart zu züchten.

Die Pathogenität der Ruhramöben ist für Katzen und Hunde experimentell nachgewiesen. Stuhlaufschwemmungen mit Dysenterieamöben von 1 ccm, per os oder per anum eingeführt, erzeugen typische Amöbendysenterie und führen bei jüngeren Tieren regelmäßig zum Exitus.

Die Amöbendysenterie ist hauptsächlich über die tropischen und subtropischen Länder (Afrika, Asien, Amerika) verbreitet und kommt in unseren Breiten nur sporadisch, fast nie epidemisch vor. In Afrika findet sich als Erreger in den meisten Fällen eine verwandte Art, die Amoeba tetragena s. africana.

Die Diagnose wird gestellt durch mikroskopische Untersuchung der schleimigen, blutigen oder eitrigen Bestandteile der frisch entleerten Fäzes im hängenden Tropfen. In ihnen sind die Dysenterieamöben noch lebend und an ihrer Beweglichkeit und den Pseudopodien leicht zu erkennen. Von der Entamoeba coli unterscheiden sie sich durch die oben genannten Merkmale.

Entamoeba coli. (Amoeba coli.) Findet sich häufig bei Dickdarmerkrankungen im Stuhl, aber auch im Kot gesunder Menschen.

Das Protoplasma besitzt einen Durchmesser von 20 bis 35 μ und zeigt nur während der Bewegung, nicht aber in der Ruhe eine Sonderung von Ekto- und Entoplasma. Die Amöbe bildet in der Regel nur einen oder wenige stumpfe und breite Fortsätze, die rasch entstehen, meist aber auch rasch wieder eingezogen werden und dem Körper bald eine ovale, bald birnförmige, bald unregelmäßige Form geben (Loesch). Der Kern ist bläschenförmig, in der Ruhe kugelig, mit derber Kernmembran. Im Zentrum liegen bei den meisten vegetativen Stadien ein oder mehrere aus Plastin oder Chromatin gebildete kleine Körperchen. Die weiteren Eigenschaften sind, besonders in differentialdiagnostischer Beziehung, bei der Entamoeba histolytica beschrieben.

Cholera asiatica.

1. Morphologie, Biologie, kulturelle Eigenschaften des Vibrio cholerae asiaticae. Mehr oder weniger stark gekrümmtes Stäbchen von 1,5—2 μ Länge und 0,4 μ Breite (Kommabazillen), dessen Enden nicht in einer Ebene liegen. Infolge Aneinanderreihung zweier Vibrionen entstehen S- und ε-Formen. Durch Zusatz entwickelungshemmender Substanzen zu den Nährböden (z. B. Alkohol) oder bei ungünstigen Wachstumsbedingungen (niedere Temperatur, Sauerstoffmangel) kommt es zur Bildung von Fäden, Spirillen und kugelartigen Formen; in alten Kulturen Involutionsformen. Die Stämme variieren stark in bezug auf Größe und Krümmungsgrad. Lebhafte (mückenschwarmartige) Beweglichkeit; eine dünne, lange, polständige Geißel. Keine Sporenbildung.

Färbbarkeit mit den gewöhnlichen Anilinfarben, am besten mit verdünntem Karbolfuchsin (1: 9), einige Minuten erwärmt. Gramnegativ.

Aerob; bei Sauerstoffabwesenheit langsames Wachstum. Untere Grenze 8 °, Temp.-Opt. 36 °, bei über 38 ° schlechteres Wachstum. Gedeiht auf allen Nährböden, deren Reaktion stark alkalisch ist. Auf Gelatineplatten nach 20 Stunden bei 22 ° kleine, runde Kolonien mit körnigem Rande, anfangs hell, später gelblich. Die Körnung nimmt am 2. Tage zu, und die Kolonie sieht (bei schwacher Vergrößerung) aus, „als ob sie mit Glassplittern bestreut wäre". Weiter wird die Farbe mehr gelblichbraun mit heller Randzone, von der haarförmige Ausläufer ausgehen; es erfolgt langsame Verflüssigung, die Kolonie sinkt ein und zeigt eine gleichmäßige, granulierte Struktur, die mit zunehmender Verflüssigung verloren geht. Abweichungen von diesem charakteristischen Wachstum kommen vor bei manchen Typen, die von vornherein dunkle, braune Kolonien bilden, und bei alten Laboratoriumskulturen, welche die Fähigkeit der Gelatineverflüssigung eingebüßt haben. — Gelatinestich: feiner Faden, der sich nach 24 Stunden an der Oberfläche trichterförmig oder in Form einer Luftblase verflüssigt. Diese Art der Verflüssigung ist gegenüber ähnlichen Vibrionen, die längs des ganzen Impfstrichs verflüssigen, charakteristisch. — Auf Agarplatte wenig ausgesprochenes Wachstum: graue, glänzende, rundliche, glatte, durchscheinende Kolonien. — Auf Endos Fuchsinagar bilden die Choleravibrionen flache rosafarbene, auf dem Drigalski-Conradischen Lackmusagar helle blaue Kolonien, die sich von den roten Kolikolonien leicht differenzieren lassen. — Rasches üppiges

Wachstum in Peptonwasser, besonders an der Oberfläche, wo es zur Bildung einer Kahmhaut kommt. Daher zur Anreicherung und zur Beobachtung der Nitrosoindolreaktion benutzt (s. unten). Übrigens erfolgt im Peptonwasser auch eine Anreicherung anderer Vibrionen.

Bereitung der Peptonlösung. a) Herstellung der Stammlösung. In 1 Liter destillierten sterilisierten Wassers werden 100 g Peptonum siccum Witte, 100 g Kochsalz, 1 g Kaliumnitrat und 2 g kristallisiertes kohlensaures Natrium in der Wärme gelöst, die Lösung wird filtriert, in Kölbchen zu je 100 ccm abgefüllt und sterilisiert. b) Herstellung der Peptonlösung: Von der Stammlösung wird eine Verdünnung von 1: 9 Wasser hergestellt und zu je 10 ccm in Röhrchen und zu je 50 ccm in Kölbchen abgefüllt und sterilisiert.

In Bouillon bewirkt der Choleravibrio Trübung und Häutchenbildung, auf erstarrtem Blutserum langsame Verflüssigung.

Als ein Elektivnährboden ist der Blutalkaliagar von Dieudonné anzusehen. Die Entwickelung der normalen Kotbakterien wird auf ihm fast gänzlich zurückgehalten, und man bekommt die Vibrionen aus dem Stuhlausstrich (vgl. S. 16) fast in Reinkultur. Sie wachsen auf dem braunen Nährboden als große, kreisrunde, in durchfallendem Licht glashelle, in auffallendem Licht graue Kolonien mit glattem Rand. Doch wird durch diesen Nährboden die Gestalt, Färbbarkeit und Agglutinierbarkeit der Choleravibrionen ungünstig beeinflußt, auch befördert er das Wachstum choleraähnlicher Vibrionen.

Darstellung des Blutalkaliagars. Mischung von defibriniertem Rinderblut und Normalkalilauge zu gleichen Teilen, ½—¾ Stunde im Dampfkochtopf gekocht. Hiervon werden 30 Teile kochend zu 70 Teilen 3%igen, lackmusneutralen, ebenfalls heißen Agars zugefügt. Dann Mischung und Ausgießen zu Platten, die bei 60 ° ½ Stunde lang offen hingestellt und getrocknet werden. Aus der Blutlösung entwickelt sich Ammoniak, der sich nach 24 Stunden verflüchtigt hat. Nach dieser Zeit können die Platten benutzt werden.

Resistenz des Choleravibrio gegen Eintrocknen, erhöhte Temperatur, Sonnenlicht und chemische Mittel gering, gegen Frostwirkung dagegen beträchtlich. (Er bleibt bei — 22 °

5 Tage, bei —5° 46 Tage lebensfähig.) Feuchte Wärme tötet bei 56° in 10 Minuten. — Im Wasser hält er sich etwa 2 Wochen, in Milch einige Tage, in Kehricht und Kanaljauche 24—30 Stunden.

Chemische Leistungen. Der Choleravibrio bildet in eiweiß- und peptonhaltigen Nährböden Indol und reduziert die in den Nährböden enthaltenen Nitrate zu Nitriten. Deshalb entsteht bei Zusatz einiger Tropfen reiner konzentrierter Schwefelsäure zu einer 24 stündigen Bouillon- oder Peptonwasserkultur eine rosa oder purpurrote Färbung: Cholerarotreaktion. Diese Nitrosoindolreaktion tritt bereits auf bei Zusatz der reinen Säure allein im Gegensatz zu Bacterium coli, welches nur Indol erzeugt und zu dessen Kultur daher noch ein Zusatz von 1 ccm 0,01%iger Kaliumnitritlösung für das Zustandekommen der Reaktion notwendig ist. Die Cholerarotreaktion ist nicht spezifisch für Cholera, sie wird auch bei einigen choleraähnlichen Vibrionen beobachtet. — Ferner bildet der Choleravibrio in Peptonbouillon Schwefelwasserstoff und aus Trauben-, Rohr- und Milchzucker Linksmilchsäure.

Der Cholerabivrio enthält in seinem Inneren ein festhaftendes Gift, Endotoxin, das nur durch den Zerfall des Bakterienleibes frei wird. Daneben scheint er unter bestimmten, noch unbekannten Bedingungen ein filtrierbares Gift zu bilden, das aber den echten Toxinen nicht vollkommen analog sich verhält. Die Wirkung der Gifte bei peritonealer Injektion ist die gleiche wie bei Injektion lebender Vibrionen. — Einzelne Stämme der Choleravibrionen bilden Hämolysine und bewirken auf Blutagarplatten nach 24 Stunden Aufhellung des Nährbodens in der Umgebung der Kolonien. Diese Eigenschaft kommt insonderheit dem Vibrio El Tor zu. Dieser Vibrio, welcher neuerdings als echter, aber atypischer und avirulent gewordener Choleravibrio aufgefaßt wird, wurde in El Tor aus dem Darminhalt von sechs unter dysenterischen Erscheinungen gestorbenen Pilgern, die offenbar Cholerakeimträger gewesen sind, isoliert.

Pathogenität. Bei Meerschweinchen bewirkt peritoneale Injektion nach einigen Stunden Temperaturabfall und Kollaps. Verfütterung erzeugt bei jungen Meerschweinchen und Kaninchen ein choleraähnliches Bild, jedoch nur dann, wenn die Magensalzsäure durch Sodalösung neutralisiert und die Darmperistaltik durch intraperitoneale Injektion von Opiumtinktur aufgehoben ist. Die Obduktion ergibt Rötung der Dünndarmschleimhaut, Anfüllung des Darms mit farbloser, Epithelfetzen enthaltender Flüssigkeit, die, ebenso wie die Darmschleimhaut, Choleravibrionen fast in Reinkultur beherbergt. Auch bei Injektion von Choleravibrionen in die Ohrvene kommt ein ähnliches Krankheitsbild zustande, während subkutane oder intramuskuläre Impfung unwirksam bleibt. Ähnliche Ergebnisse durch Infektion per os sind bei der Zieselmaus, jungen Hunden und Katzen geglückt. Nicht pathogen ist der Choleravibrio für Tauben im Gegensatz zum choleraähnlichen Vibrio Metschnikoff (s. d.).

Die Virulenz des Choleravibrio ist auch bei ganz frisch gewonnenen Kulturen eine sehr verschiedene. Sie verliert sich meist rasch bei Züchtung auf künstlichen Nährböden, kann aber durch Tierpassagen wieder gesteigert werden. Bestimmung der Virulenz nach Pfeiffer durch intraperitoneale Einverleibung verschiedener Mengen von Agarkulturen bei Meerschweinchen gleichen Gewichts (200 g). Die Höhe der letalen Dosis ($^1/_{20}$, $^1/_{10}$, $^1/_5$ Öse usw., 1 Öse = 2 mg) zeigt den Virulenzgrad an.

2. Fundort, Entnahme und Versendung des Untersuchungsmaterials. Der Choleravibrio findet sich im Darminhalt von Cholerakranken, besonders in den Schleimflocken der Reiswasserstühle, bis 14 Tage, selten bis zum Ende der Rekonvaleszenz, ausnahmsweise in den Organen oder im Blut; ferner im Darminhalt Gesunder aus der Umgebung des Kranken oder bei Epidemien (Choleraträger). — Außerhalb des Organismus in durch Choleradejektionen verunreinigtem Wasser.

Amtliche Vorschriften über Entnahme und Versendung choleraverdächtiger Untersuchungsobjekte enthält die Anlage 6 der „Anweisung zur Bekämpfung der Cholera", Berlin 1905 bei Julius Springer; mit Deckblättern von 1907 und 1911. Wir geben daraus folgendes wieder:

A. Entnahme des Materials.

a) Vom Lebenden.

Etwa 50 ccm der Ausleerungen werden ohne Zusatz eines Desinfektionsmittels oder auch nur von Wasser aufgefangen. (Ist keine freiwillige Stuhlentleerung zu erhalten, so gelingt es in der Regel, sie durch Einführung von Glyzerin zu bewirken.) Gleichzeitig wird auf eine Anzahl Deckgläschen — von jeder Probe 6 — je ein Tröpfchen der Ausleerungen, womöglich ein Schleimflöckchen gebracht, mit einer Skalpellspitze fein verteilt und dann mit der bestrichenen Seite nach oben zum Trocknen hingelegt (Ausstrichpräparate). Endlich empfiehlt es sich, gleich an Ort und Stelle 3 schräg erstarrte Agarröhrchen (ein Original und zwei Verdünnungen) mit einer Öse des Darminhalts oberflächlich zu impfen und mitzusenden. Die hierzu erforderlichen Agarröhrchen sind von der nächsten Untersuchungsstelle zu beziehen.

Frisch mit Ausleerung beschmutzte Wäschestücke werden wie Proben von Ausleerungen behandelt.

Handelt es sich um nachträgliche Feststellung eines abgelaufenen choleraverdächtigen Falles, so kann diese durch Untersuchung einer Blutprobe vermittels des Pfeifferschen Versuches und der Agglutinationsprobe geschehen. Man entnimmt mindestens 3 ccm Blut durch Venenpunktion am Vorderarm oder mittels keimfreien Schröpfkopfes und sendet es in einem keimfreien zugeschmolzenen Reagensglas ein. Scheidet sich das Serum rasch ab, so kann zur besseren Haltbarmachung Phenol im Verhältnisse von 1: 200 hinzugesetzt werden (z. B. 0,1 ccm einer 5 % igen Lösung von Karbolsäure auf 0,9 ccm Serum).

b) Von der Leiche.

Die Öffnung der Leiche ist so bald als möglich nach dem Tode auszuführen und in der Regel auf die Eröffnung der Bauchhöhle und Herausnahme von drei Dünndarmschlingen zu beschränken. Zu entnehmen und einzusenden sind drei doppelt unterbundene 15 cm lange Stücke, und zwar aus dem mittleren Teile des Ileum, etwa 2 m oberhalb der Ileozökalklappe. Besonders wertvoll ist das letztbezeichnete Stück, welches daher bei der Sendung niemals fehlen sollte.

B. Auswahl und Behandlung der zur Aufnahme des Materials bestimmten Gefäße.

Am geeignetsten sind starkwandige Pulvergläser mit eingeschliffenem Glasstöpsel und weitem Halse, in ihrer Ermangelung Gläser mit glattem zylindrischen Halse, welche mit gut passendem, frisch ausgekochten Korken zu verschließen sind. — Die Gläser müssen vor dem Gebrauche frisch ausgekocht, dürfen dagegen nicht mit einer Desinfektionsflüssigkeit ausgespült werden. — Nach der Aufnahme des Materials sind die Gläser sicher zu verschließen, der Stöpsel ist mit Pergamentpapier zu überbinden; auch ist an jedem Glase ein Zettel fest aufzukleben oder sicher anzubinden, der genaue Angaben über den Inhalt unter Bezeichnung der Person, von welcher er stammt, und über die Zeit der Entnahme (Tag und Stunde) enthält.

C. Verpackung und Versendung.

In eine Sendung dürfen immer nur Untersuchungsmaterialien von einem Kranken oder einer Leiche gepackt werden. Ein Schein ist beizulegen, auf dem anzugeben sind die einzelnen Bestandteile der Sendung, Name, Alter, Geschlecht des Kranken oder Gestorbenen, Ort der Erkrankung, Heimats- oder Herkunftsort bei den von auswärts zugereisten Personen, Krankheitsform, Tag und Stunde der Erkrankung bzw. des Todes. Zum Verpacken dürfen nur feste Kisten — keine Zigarrenkisten, Pappschachteln und dergl. — benutzt werden. Deckgläschen werden in Fließpapier eingeschlagen und mit Watte in einem leeren Deckglasschächtelchen fest verpackt. Die Gläser und Schächtelchen sind in den Kisten mittels Holzwolle, Heu, Stroh, Watte und dergl. so zu verpacken, daß sie unbeweglich liegen und nicht aneinander stoßen. — Die Sendung muß mit starken Bindfäden umschnürt, versiegelt und mit der deutlich geschriebenen Adresse der Untersuchungsstelle sowie mit dem Vermerke „Vorsicht“ versehen werden. — Bei Beförderung durch die Post ist die Sendung als „dringendes Paket“ aufzugeben und der Untersuchungsstelle, an welche sie gerichtet ist, telegraphisch anzukündigen. — Bei der Entnahme, Verpackung und Versendung des Materials ist jeder unnütze Zeitverlust zu vermeiden, da sonst das Ergebnis der Untersuchung in Frage gestellt wird.

D. Versendung lebender Kulturen der Choleraerreger.

Die Versendung von lebenden Kulturen der Choleraerreger erfolgt in zugeschmolzenen Glasröhren, die, umgeben von einer weichen Hülle (Filtrierpapier und Watte oder Holzwolle), in einem durch übergreifenden Deckel gut verschlossenen Blechgefäße stehen; das letztere ist seinerseits noch in einer Kiste mit Holzwolle, Heu, Stroh oder Watte zu verpacken. Es empfiehlt sich, nur frisch angelegte Agarkulturen zu versenden. — Im Übrigen sind die im Abschnitte C für die Verpackung und Versendung gegebenen Vorschriften zu befolgen.

3. Untersuchungsmethoden, Gang der Untersuchung, Beurteilung des Befundes, Feststellung abgelaufener Cholerafälle. Mikroskopische Untersuchung einer den Fäzes entnommenen Schleimflocke, Ausstrichpräparat, Färbung mit verdünnter Karbolfuchsinlösung (1: 9). Vorhandensein reichlicher Vibrionen in typischer („fischschwarmartiger") Anordnung spricht mit großer Wahrscheinlichkeit für Cholera, da ähnliche Vibrionen nicht so zahlreich im Stuhl vorhanden sind. Alsdann Cholera-Vorkultur: Anreicherung in Peptonwasser. Aussaat einer Öse der Fäzes in etwa 6 Röhrchen, die 6—12 Stunden in den Brütschrank bei 37 ° gebracht werden. Die mikroskopische Untersuchung des von der Oberfläche nach Ablauf der genannten Zeit entnommenen Deckglaspräparate läßt die Vibrionen fast in Reinkultur nachweisen. (Es muß allerdings darauf hingewiesen werden, daß das Peptonwasser auch für choleraähnliche Vibrionen, die sich nicht selten im Oberflächenwasser und nach dessen Genuß auch im Darminhalt finden, ein elektiver Nährboden ist.) Von einem Röhrchen, dessen Oberfläche die meisten Vibrionen enthält, legt man, ohne das Röhrchen bei der Entnahme zu schütteln, Gelatine- und Agarplatten an. Auf den Gelatineplatten und den Stichkulturen zeigt sich nach 24—36 Stunden die charakteristische Verflüssigung. Weit üppiger als auf gewöhnlichem Agar wächst der Choleravibrio auf dem Dieudonnéschen Blutalkaliagar (s. oben). Es empfiehlt sich daher, gleich von vornherein mit einer Öse des zu untersuchenden Materials oder verdünntem Stuhl, der mit einem rechtwinklig gebogenen Glasstabe gleichmäßig verrieben wird, je drei gewöhnliche Agar- und drei Blutalkaliagarplatten anzulegen. Nach 18-stündigem Verweilen der Platten im Brütschrank werden die charakteristisch aussehenden Kolonien, nachdem sie im Ausstrichpräparat auf Form der Bakterien, im hängenden Tropfen

(Peptonwasser) auf Beweglichkeit untersucht sind, mittels der Agglutinationsprobe geprüft und von ihnen in der bekannten Weise Reinkulturen angelegt, die weiterhin auf alle Kultureigentümlichkeiten und auf die quantitative Agglutinabilität zu prüfen sind. (Technik vgl. Typhus S. 11 u. S. 20.) Zu fordern ist, daß die verdächtige Kultur durch ein hochwertiges Immunserum vom Titer 1: 5000 bis nahe zur Titergrenze agglutiniert wird. Denn die agglutinierende Eigenschaft des Choleraserums ist eine streng spezifische, wogegen choleraähnliche Vibrionen durch dasselbe kaum mehr verklumpt werden als durch normales Serum. Betreffs der Kontrollen vgl. S. 55. Übrigens ist die Agglutinierbarkeit der verschiedenen Cholerastämme weit weniger schwankend als beispielsweise beim Typhus. Zu berücksichtigen ist, daß bisweilen bei ganz jungen, frisch aus dem Körper gezüchteten Cholerakulturen schon in 0,85%iger Kochsalzlösung ohne Serumzusatz eine Art von Verklumpung (Pseudoagglutination) auftritt. Daher empfiehlt es sich, bei allen frischen Cholerakulturen die Agglutinationsprobe nach 15 Stunden noch einmal anzustellen. Das für den Agglutinationsversuch geeignete Immunserum wird vom Institut für Infektionskrankheiten in Berlin an amtliche bakteriologische Institute abgegeben (dazu Gebrauchsanweisung und Titerangabe). Es wird meist durch intravenöse Einspritzung von Choleravibrionen bei Pferden gewonnen, im Vakuumapparat getrocknet und in zugeschmolzenen Röhrchen aufbewahrt und versendet. — Übrigens gelingt es auch, sich ein hochwertiges agglutinierendes Immunserum durch Behandlung von Kaninchen herzustellen. Man verwendet frische virulente Agarkulturen, die durch einstündiges Erwärmen bei 60° im Wasserbade abgetötet sind. In Abständen von etwa je einer Woche werden von der Kultur in steigenden Dosen von 1—5 Ösen drei Einspritzungen in die Ohrvene gemacht (vgl. S. 20) und das Tier, wenn die Probeentnahme den Titer als genügend hoch ergibt, etwa eine Woche nach der letzten Injektion entblutet.

Außer der Prüfung der Agglutination ist noch diejenige der Bakteriolyse mittels des Pfeifferschen Versuchs (s. S. 55) anzustellen. Dieser Versuch liefert jedoch nur ein brauchbares Ergebnis bei virulenten Kulturen. Allerdings sind die meisten frisch aus dem Darminhalt gezüchteten Choleravibrionen virulent, nicht hingegen die aus Wasser gezüchteten. Für den Versuch geeignetes Kaninchenserum kann aus dem Institut für Infektionskrankheiten in Berlin bezogen oder in der oben beschriebenen Weise gewonnen werden.

Da der Choleravibrio im Darm nur eine kurze Lebensdauer (ausnahmsweise über 14 Tage, bis zu 49 Tagen) hat, so gibt es — im Gegensatz zu Typhus — keine Dauerausscheider. Dagegen werden (vorübergehende) Bazillenträger während der Epidemien in der Umgebung der Kranken gefunden. Der Nachweis dieser Bazillenträger, die in bezug auf Anzeigepflicht, Absonderung und Desinfektion wie Cholerakranke zu behandeln sind, ist von höchster Wichtigkeit. Über die Untersuchung auf Choleravibrionen verdächtigen Wassers s. S. 52. Während einer Choleraepidemie sind systematische Wasseruntersuchungen vorzunehmen, wobei jeder dem Choleravibrio nahestehende Vibrio als Zeichen einer möglichen Infektionsquelle anzusehen ist. Das Fehlen der Agglutinierbarkeit nämlich spricht keineswegs gegen die Choleranatur des Vibrio, der sich im Wasser leicht in eine saprophytische Abart verwandeln und durch Auslaugung seine Agglutinationsfähigkeit einbüßen kann. (Atypische Choleravibrionen.) Choleraähnliche Vibrionen kommen ferner häufig vor in öffentlichen Wasserläufen, denen faulende Flüssigkeiten, tierischer Kot, Abwässer aus Dunggruben beigemengt sind, und zwar besonders in den Monaten Juli bis September.

Betreffs der bakteriologischen Choleradiagnose bestimmt Anlage 7 der oben genannten „Anweisung zur Bekämpfung der Cholera" folgendes:

Anleitung für die bakteriologische Feststellung der Cholerafälle.

I. Untersuchungsverfahren.

1. Mikroskopische Untersuchung:

a) von Ausstrichpräparaten (wenn möglich von Schleimflocken). Färbung mit verdünnter Karbolfuchsinlösung (1 : 9).

b) eines hängenden Tropfens, anzulegen mit Peptonlösung, sofort und nach halbstündigem Verweilen im Brütschrank, bei 37° frisch und in gefärbtem Präparate zu untersuchen.

2. Gelatineplatten. Menge der Aussaat 1 Öse (womöglich eine Schleimflocke), zu den Verdünnungen je 3 Ösen. Zwei Serien zu je 3 Platten anzulegen, nach 18 stündigem Verweilen im Brütschranke bei 22° bei schwacher Vergrößerung zu untersuchen, Klatsch- event. Ausstrichpräparate und Reinkulturen herstellen. (Wegen Zubereitung der Gelatine siehe Anhang Nr. 1.)

3. Agarplatten. (Die Agarplatten müssen, ehe sie geimpft werden, ½ Stunde bei 37° im Brütschranke mit der Fläche nach unten offen gehalten werden.) Menge der Aussaat 1 Öse, mit welcher die Oberflächen von 3 Platten nach einander bestrichen werden. Zur größeren Sicherheit ist diese Aussaat doppelt anzulegen. Es kann auch statt dessen so verfahren werden, daß 1 Öse des Aussaatmaterials in 5 ccm Fleischbrühe verteilt und hiervon je 1 Öse auf je 1 Platte übertragen wird; in diesem Falle genügen 3 Platten. Nach 12—18-stündigem Verweilen im Brütschrank bei 37° untersuchen wie 2. (Wegen Zubereitung des Agars siehe Anhang Nr. 2.)

4. Anreicherung mit Peptonlösung:

a) in Röhrchen mit je 10 ccm Inhalt. Menge der Aussaat 1 Öse. Zahl der Röhrchen 6; nach 6, 12- und 24 stündigem Verweilen im Brütschranke bei 37° mikroskopisch zu untersuchen; bei Entnahme der Probe darf das Röhrchen nicht geschüttelt werden; von einem Röhrchen, welches am meisten verdächtig ist, Cholerabakterien zu enthalten, werden für die weitere Untersuchung mit je einer von der Oberfläche der Flüssigkeit entnommenen Öse 3 Peptonröhrchen geimpft und je eine Serie Gelatine- und Agarplatten angelegt. Die Peptonröhrchen sind vor der Impfung im Brütschrank bei 37° vorzuwärmen.

b) im Kölbchen mit 50 ccm Peptonlösung. Menge der Aussaat 1 ccm Kot, Zahl der Kölbchen 1; nach 6-, 12- und 24stündigem Verweilen im Brütschrank bei 37° untersuchen wie bei a. (Wegen Zubereitung der Peptonlösung siehe Anhang Nr. 3).

5. Anlegen von Reinkulturen. Dasselbe erfolgt in der bekannten Weise, am besten von der Agarplatte aus, durch Fischen und Anlegen von Gelatinestichkulturen und Kulturen auf schräg erstarrtem Agar.

6. Prüfung der Reinkulturen:

a) durch Prüfung der Aglutinierbarkeit (siehe Anhang Nr. 4);

b) durch den Pfeifferschen Versuch (siehe Anhang Nr. 5).

II. Gang der Untersuchung.

1. Bei dem ersten Krankheitsfall an einem Orte.

Es sind sämtliche Verfahren anzuwenden und zwar in folgender Reihenfolge:

1. Impfung der Peptonröhrchen. 2. Herstellung der mikroskopischen Präparate. 3. Anfertigung von Gelatine- und Agarplatten. 4. Untersuchung der mikroskopischen Präparate. 5. Herstellung von Reinkulturen. 6. Prüfung derselben, vermittels des Agglutinations- sowie des Pfeifferschen Versuchs.

2. Bei den weiteren Krankheitsfällen ist ebenso wie bei den ersten Fällen zu verfahren, jedoch sind statt 6 nur 3 Peptonröhrchen, statt je 2 nur 1 Serie der Gelatine- und Agarplatten, statt letzterer eventuell auch Röhrchen mit schräg erstarrtem Agar zu impfen. Prüfung der verdächtigen Kolonien vermittels des Agglutinationsversuchs.

3. Bei Ansteckungsverdächtigen und bei Genesenen. Die mikroskopische Untersuchung fällt fort, falls nicht die Ausleerungen choleraartig sind. Statt der 6 Peptonröhrchen 1 Peptonkölbchen (siehe I 4 b). Von da aus Anlegen je einer Serie Gelatine- und Agarplatten. Prüfung der verdächtigen Kolonien vermittels des Agglutinationsversuchs. Sonst wie bei 2.

4. Wasseruntersuchung. Mindestens 1 l des zu untersuchenden Wassers wird mit 1 Kölbchen (100 ccm) der Pepton-Stammlösung versetzt und gründlich durchgeschüttelt, dann in Kölbchen zu je 100 ccm verteilt und nach 8- und 12stündigem Verweilen im Brütschranke bei 37° in der Weise untersucht, daß mit Tröpfchen, welche aus der obersten Schicht entnommen sind, mikroskopische Präparate und von demjenigen Kölbchen, an dessen Oberfläche nach Ausweis des mikroskopischen Präparats die meisten Vibrionen vorhanden sind, Peptonröhrchen, Gelatine- und Agarplatten angelegt und wie bei 1 weiter untersucht werden. Zur Prüfung der Reinkulturen Agglutinations- und Pfeifferscher Versuch.

III. Beurteilung des Befundes.

(In allen Fällen, in denen bei der Untersuchung der Verdacht entsteht, daß aus irgend einer Veranlassung, z. B. infolge von Zusatz eines Desinfektionsmittels, das Untersuchungsmaterial nicht einwandfrei ist, muß sofort telegraphisch neues Material eingefordert werden.)

Zu II. 1. (bei den ersten Krankheitsfällen).

Die Diagnose Cholera ist erst dann als sicher anzusehen, wenn sämtliche Untersuchungsverfahren ein positives Ergebnis haben; wichtig ist namentlich eine hohe Agglutinierbarkeit (siehe Anhang 4 b), und der positive Ausfall des Pfeifferschen Versuchs. Ergibt sich bei der mikroskopischen Untersuchung eine Reinkultur von Vibrionen in der charakteristischen Anordnung, und finden sich auf der Gelatineplatte Kolonien von typischem Aussehen, so kann die vorläufige Diagnose Cholera gestellt, vor Abgabe der endgültigen Diagnose muß aber das Ergebnis der ganzen Untersuchung abgewartet werden.

II. 2. (bei den weiteren Krankheitsfällen).

Die Diagnose Cholera kann schon gestellt werden, wenn die mikroskopische Untersuchung, die Untersuchung der Kolonien in Gelatine und auf Agar und der Agglutinationsversuch im hängenden Tropfen positiv ausgefallen sind. Gibt die Agglutinationsprobe im hängenden Tropfen nicht völlig einwandfreie Resultate, so ist die quantitative Bestimmung der Agglutinierbarkeit vorzunehmen, sobald eine Reinkultur von der verdächtigen Kolonie gewonnen worden ist.

Zu II. 3. (bei Ansteckungsverdächtigen und bei Genesenen).

Cholera ist bei Ansteckungsverdächtigen als nicht vorhanden anzusehen, wenn bei zwei, durch einen Tag von einander getrennten Untersuchungen des Stuhlganges keine Cholerabakterien gefunden worden sind.

Genesene sind als nicht mehr ansteckungsfähig anzusehen, wenn dieselbe Untersuchung an drei, durch je einen Tag getrennten Tagen negativ ausgefallen ist.

Zu II. 4. (Wasser).

Etwa im Wasser nachgewisene Vibrionen sind nur dann als Cholerabakterien anzusprechen, wenn die Agglutinierbarkeit eine entsprechende Höhe hat und der Pfeiffersche Versuch positiv ausgefallen ist.

IV. Feststellung abgelaufener Cholerafälle.

Abgelaufene choleraverdächtige Krankheitsfälle lassen sich feststellen durch Untersuchung des Blutserums der Erkrankten. Aus dem vermittels Schröpfkopf oder Venenpunktion am Vorderarm gewonnenen Blute stellt man mindestens 1 ccm Serum her und macht damit verschiedene abgestufte Verdünnungen mit 0,8 % Kochsalzlösung behufs Prüfung auf agglutinierende Eigenschaften gegenüber einer bekannten frischen Cholerakultur und behufs Anstellung des Pfeifferschen Versuchs (siehe Anhang Nr. 5).

Anhang[1]).

1. Bereitung der Gelatine.

a) Herstellung der Fleischwasserpeptonbrühe: ½ kg in Stücken gekauftes und im Laboratorium zerkleinertes fettfreies Rindfleisch wird mit 1 l Wasser angesetzt, 24 Stunden lang in der

[1]) Anmerkung des Verfassers. Zu den Angaben über die Bereitung der Nährböden ist folgendes hinzuzufügen: Die Alkalisierung der Nährbouillon geschieht derart, daß nach Prüfung der Reaktion die Neutralisierung durch Zusatz von 10 %iger Sodalösung vorgenommen wird. Dies ist erreicht, wenn ein mit dem

Kälte oder 1 Stunde lang bei 37° digeriert und durch ein Seihtuch gepresst. Von diesem Fleischwasser wird 1 l mit 10 g Peptonum siccum Witte und 5 g Kochsalz versetzt, ½ Stunde lang gekocht, mit Sodalösung alkalisch gemacht, ¾ Stunde lang gekocht und filtriert.

b) Herstellung der Gelatine: Zu 1 l Fleischwasserpeptonbrühe werden 100 g Gelatine gesetzt, bei gelinder Wärme gelöst, alkalisch gemacht — die erforderliche Alkaleszenz wird erreicht, wenn nach Herstellung des Lackmusneutralpunkts auf 100 ccm Gelatine 3 ccm einer 10 %igen Lösung von kristallisiertem kohlensaurem Natrium zugesetzt werden —, ¾ Stunden lang in strömendem Dampfe erhitzt und filtriert.

2. Bereitung des Agars.

a) Herstellung von Fleischwasserpeptonbrühe: wie zu 1 a.

b) Herstellung des Agars: zu 1 l Fleischwasserpeptonbrühe werden 30 g Agar hinzugesetzt, alkalisiert wie bei 1 b, entsprechend lange gekocht und filtriert.

3. Bereitung der Peptonlösung. Siehe Seite 45.

4. Agglutinationsversuch. (Das hierzu erforderliche Testserum ist aus dem Königlichen Institut für Infektionskrankheiten zu Berlin zu beziehen.)

a) Im hängenden Tropfen bei schwacher Vergrößerung. Es ist die untere Verdünnung des Serums mit 0,8 %iger (behufs völliger Klärung 2 mal durch gehärtete Filter filtrierter) Kochsalzlösung zu benutzen, bei welcher die Testkultur augenblicklich zur Haufenbildung gebracht wird, und im zweiten Tropfen das fünffache dieser Dosis.

Anmerkung. Kaninchenserum muß mindestens einen Agglutinationstiter von 1: 2000, Pferdeserum einen solchen von 1: 5000 haben. Die für vorläufige Agglutinationsprobe in Frage kommenden Konzentrationen werden auf den Röhrchen bei der Abgabe von seiten des Instituts für Infektionskrankheiten vermerkt.

Falls Trockenserum benutzt wird, ist dieses für jeden Tag der Untersuchung aus neuen Röhrchen zu entnehmen.

Glasstab entnommener Tropfen der Flüssigkeit blaues Lackmuspapier nicht mehr rötet, rotes aber leicht blau färbt. Nach dem nun folgenden Kochen und Filtrieren wird die Reaktion nochmals auf Alkaleszenz geprüft. Geschieht nun die Füllung der Bouillon in Reagensgläser oder Kölbchen, so werden die Gefäße mit Inhalt 1 Stunde lang in strömendem Wasserdampf sterilisiert, oder es kann auch die fraktionierte Sterilisation durch 15 Minuten langes Erhitzen im Dampftopf an drei aufeinanderfolgenden Tagen angewendet werden. (Bleibt nach dem Filtrieren die Bouillon trübe, so wird dies durch Zusatz eines Hühnereiweißes und nachheriges halbstündiges Kochen beseitigt. In entsprechender Weise wird bei etwaiger Trübung der Gelatine verfahren.) — Der Alkalizusatz zu der für die Cholerakultur vorgeschriebenen Gelatine ist etwa doppelt so groß als bei der für sonstigen Gebrauch verwendeten Gelatine. Der gewöhnliche Nähragar wird in der Weise hergestellt, daß zur fertigen schwach alkalischen Nährbouillon auf 1 l 20 g zerkleinerter oder gepulverter Stangenagar hinzugefügt und beides im Dampfkochtopf 3—4 Stunden bis zur Lösung des Agars gekocht wird. Dann schwach oder stark alkalisieren durch Hinzufügen entsprechender Mengen 10 %iger Sodalösung, nochmaliges Kochen ½ Stunde lang und Filtrieren im Dampftopf oder im Heißwassertrichter, nochmalige Prüfung der Reaktion, Einfüllen in sterilisierte Reagensgläser, Sterilisieren durch einstündiges Kochen im Dampftopf oder durch fraktionierte Sterilisation (siehe oben) erstarren lassen.

Es muß mit dem spezifischen Serum in diesen beiden Konzentrationen sofort, spätestens aber während der nächsten 20 Minuten nach Aufbewahrung im Brütschranke bei 37° deutliche Häufchenbildung eintreten. Zur Kontrolle ist von den zu prüfenden Bakterien ein hängender Tropfen mit einer 10 mal so starken Konzentration von normalem Serum derselben Tierart, von welcher das Testserum stammt, herzustellen und zu untersuchen. Bei diesem Untersuchungsverfahren ist zu berücksichtigen, daß es Vibrionenarten gibt, welche sich im hängenden Tropfen so schwer verreiben lassen, daß leicht Häufchenbildung vorgetäuscht wird.

b) Quantitative Bestimmung der Agglutinierbarkeit. Mit dem Testserum werden durch Vermischen mit 0,8 % (behufs vollständiger Klärung 2 mal durch gehärtete Filter filtrierten) Kochsalzlösung-Verdünnungen im Verhältnisse von 1: 50, 1: 100, 1: 500, 1: 1000 und 1: 2000 hergestellt. Von diesen Verdünnungen wird je 1 ccm in Reagensröhrchen gefüllt, und je 1 Öse der zu prüfenden Agarkultur darin verrieben und durch Schütteln gleichmäßig verteilt. Nach einstündigem Verweilen im Brütschranke bei 37° werden die Röhrchen herausgenommen und besichtigt, und zwar am besten so, daß man sie schräg hält und von unten nach oben mit dem von der Zimmerdecke zurückgeworfenen Tageslichte bei schwacher Lupenvergrößerung betrachtet. Der Ausfall des Versuchs ist nur dann als beweisend anzusehen, wenn unzweifelhafte Häufchenbildung (Agglutination) in einer regelrechten Stufenfolge bis annähernd zur Grenze des Titers erfolgt ist.

Bei jeder Untersuchung müssen Kontrollversuche angestellt werden, und zwar:

1. mit der verdächtigen Kultur und mit normalem Serum derselben Tierart, aber in 10fach stärkerer Konzentration;
2. mit derselben Kultur und mit der Verdünnungsflüssigkeit;
3. mit einer bekannten Cholerakultur von gleichem Alter wie die zu untersuchende Kultur, und mit dem Testserum.

Bei Anstellung der Agglutinationsproben mit sehr jungen, wenige Stunden alten, frisch aus dem Körper gezüchteten Cholerakulturen tritt in der 0,8 %igen Kochsalzlösung auch ohne Zusatz von spezifischem Serum unter Umständen eine sogenannte Pseudo-Agglutination ein. In solchen Fällen ist die Probe mit der Kultur zu wiederholen, nachdem sie im ganzen mindestens 15 Stunden bei 37° gestanden hatte.

4. Pfeifferscher Versuch. (Das für den Versuch erforderliche bakterizide Serum ist vom Königl. Institut für Infektionskrankheiten zu Berlin zu beziehen.) Es ist Kaninchenserum zu benutzen. Die Zahlenangaben beziehen sich nur auf dieses Serum. Dasselbe muß möglichst hochwertig sein, mindestens sollen 0,0002 g des Serums genügen, um bei Injektion von einer Mischung einer Öse (1 Öse = 2 mg) einer 18 stündigen Choleraagarkultur von konstanter Virulenz und 1 ccm Nährbouillon die Cholerabakterien innerhalb 1 Stunde in der Bauchhöhle des Meerschweinchens zur Auflösung unter Körnchenbildung zu bringen, d. h. das Serum muß mindestens einen Titer von 1: 5000 haben.

Zur Ausführung des Pfeifferschen Versuchs sind 4 Meerschweinchen von je 200 g Gewicht erforderlich.

Tier A erhält das 5 fache der Titerdosis, also 1 mg von einem Serum mit Titer 1: 5000.

Tier B erhält das 10 fache der Titerdosis, also 2 mg von einem Serum mit Titer 1: 5000.

Tier C dient als Kontrolltier und erhält das 50 fache der Titerdosis, also 10 mg vom normalen Serum derselben Tierart, von welcher das bei Tier A und B benutzte Serum stammt.

Sämtliche Tiere erhalten diese Serumdosis gemischt mit je einer Öse der zu untersuchenden, 18 Stunden bei 37° auf Agar gezüchteten Kultur in 1 ccm Fleischbrühe (nicht in Kochsalz- oder Peptonlösung) in die Bauchhöhle eingespritzt.

Tier D erhält nur eine Öse der zu untersuchenden Kultur in die Bauchhöhle zum Nachweis, ob die Kultur für Meerschweinchen virulent ist.

Zur Einspritzung benutzt man eine Hohlnadel mit abgestumpfter Spitze. Die Einspritzung in die Bauchhöhle geschieht nach Durchschneidung der äußeren Haut; es kann dann mit Leichtigkeit die Hohlnadel in den Bauchraum eingestoßen werden. Die Entnahme des Peritonealexsudats zur mikroskopischen Untersuchung im hängenden Tropfen erfolgt vermittels Haarröhrchen gleichfalls an dieser Stelle. Die Betrachtung der Flüssigkeit geschieht im hängenden Tropfen bei starker Vergrößerung, und zwar sofort nach der Einspritzung 20 Minuten und 1 Stunde nach derselben.

Bei Tier A und B muß nach 20 Minuten, spätestens nach einer Stunde typische Körnchenbildung und Auflösung der Vibrionen erfolgt sein, während bei Tier C und D eine große Menge lebhaft beweglicher und in ihrer Form gut erhaltener Vibrionen vorhanden sein muß. Damit ist die Diagnose gesichert.

Behufs Feststellung abgelaufener Cholerafälle ist der Pfeiffersche Versuch in folgender Weise anzustellen:

Es werden Verdünnungen des Serums des verdächtigen Menschen mit 20, 100 und 500 Teilen der Fleischbrühe hergestellt, und davon je 1 ccm mit je 1 Öse einer 18 stündiger Agarkultur virulenter Choleravibrionen vermischt, je einem Meerschweinchen von 200 g Gewicht in die Bauchhöhle eingespritzt. Ein Kontrolltier erhält eine Öse der gleichen Kultur ohne Serum in 1 ccm Fleischbrühe aufgeschwemmt in die Bauchhöhle eingespritzt.

Bei positivem Ausfall der Reaktion nach 20 bzw. 60 Minuten ist anzunehmen, daß der betreffende Mensch, von welchem das Serum stammt, die Cholera überstanden hat.

4. Diagnose und Differentialdiagnose. Die Diagnose Cholera asiatica ist mit Sicherheit nur auf Grund der oben genannten bakteriologischen und serodiagnostischen Untersuchungsmethoden bzw. Immunitätsreaktionen zu stellen. Dem klinischen Bilde der asiatischen Cholera vollkommen gleichen kann jeder schwerere Fall von Cholera nostras, einer Erkrankung, deren Ätiologie keine einheitliche ist und als deren Erreger wohl meist Bakterien in Frage kommen, die bei den Fleischvergiftungen (s. d.) eine Rolle spielen. Ferner zeigt die akute Arsenvergiftung häufig dieselben Krankheitserscheinungen. Aus diesem Grunde ist, wie bereits oben auseinandergesetzt, für die Diagnose der ersten Cholerafälle zu fordern, daß sämtliche anerkannten Untersuchungsmethoden zur Anwendung gelangen; hierzu dürfte auch der Dieudonné sche Blutalkaliagar zu rechnen sein. Aber auch die Diagnose der späteren Fälle darf immer nur auf Grund der Identifizierung der verdächtigen Kulturen durch die Agglutinationsprobe geschehen, die Prüfung der morphologischen und kulturellen Eigenschaften allein genügt nicht. Dies gilt ganz besonders für die choleraähnlichen Vibrionen, die durch das Anreicherungsverfahren mit Pepton-

wasser gewonnen sind, welches bekanntlich für alle Vibrionen ein Elektivnährboden ist. Am häufigsten finden sich diese Vibrionen im Wasser, zuweilen auch im Darminhalt.

Für die Differentialdiagnose kommen hauptsächlich folgende Arten in Betracht:

Vibrio Metschnikoff. Im Darminhalt der Hühner bei einer der Hühnercholera ähnlichen Affektion. Kürzer und dicker, aber mehr gekrümmt; eine lange Geißel. Wächst schneller und verflüssigt die Gelatine rascher. Bildet ein filtrierbares Hämolysin (bewirkt auf Blutagarplatten Aufhellung). Gibt mit Schwefelsäure die Rotreaktion. Stark pathogen für Tauben, auch für Hühner und Meerschweinchen, subkutan, bei letzteren auch durch Verfütterung.

Vibrio proteus (Finkler-Prior). Einmal bei Cholera nostras beobachtet, aber nicht der Erreger dieser Krankheit (s. oben). Plumper, dicker und größer. Schnelleres Wachstum und schnellere Verflüssigung. Eine Geißel; Neigung zu Involutionsformen. Auf Gelatine kreisrunde, schalenförmige, fein gekörnte Kolonien; die rasche allgemeine Verflüssigung ist besonders auffallend in der Gelatinestichkultur. Auf Kartoffel schon bei gewöhnlicher Temperatur graugelber, schleimiger Rasen (Cholera dagegen nur bei Bruttemperatur als graubrauner Belag). Keine Rotreaktion. Pathogen für Meerschweinchen.

Vibrio Massauah, im Stuhl bei choleraähnlichen Erkrankungen gefunden. Länger, mehrere Geißeln, gibt Rotreaktion. Pathogen für Meerschweinchen, Tauben.

Vibrio Gindha (Wasser) und Vibrio danubicus (Donauwasser), kulturell und auch morphologisch dem Choleravibrio sehr ähnlich, keine Rotreaktion.

Vibrio phosphorescens, sehr ähnlich dem Choleravibrio, junge Kulturen leuchten im Dunkeln.

Außer diesen sind zahlreiche andere Vibrionen im Flußwasser (Havel, Elbe, Lahn), im Brunnenwasser, im Darminhalt bei choleraähnlichen Erkrankungen nachgewiesen worden, die den Choleravibrionen sowohl morphologisch wie kulturell sehr ähnlich sind, sich aber durch die mangelnde Serumreaktion (Agglutination und Bakteriolyse) gegenüber hochwertigem Choleraimmunserum differenzieren lassen. (Allerdings kann, wie oben bereits erwähnt, der Choleravibrio im Wasser durch Auslaugung seine Agglutinabilität einbüßen und avirulent werden).

Tuberkulose.

1. Morphologie, Biologie und kulturelle Eigenschaften des Tuberkelbazillus. Schlankes gerades oder leicht gekrümmtes Stäbchen von verschiedener Länge und Dicke, 2—4 μ lang, 0,3—0,5 μ breit. Öfters zu Häufchen vereinigt bald nebeneinander, bald nach einem Ende zu konvergierend. Bei Behandlung mit Farbstoffen nimmt ein Teil der Bazillen die Färbung unvollständig an: es bleiben zwischen den gefärbten Stellen helle Lücken, so daß diese Bazillen nicht selten ein perlschnurartiges Aussehen zeigen. Unbeweglich, keine Sporenbildung. Zuweilen bemerkt man Andeutung von Fadenbildung und Verzweigung, auch erscheint er zuweilen an den Enden etwas verdickt. (Diese Eigentümlichkeiten lassen den Tuberkelbazillus als eine Übergangsform zu den Streptotricheen bzw. Aktinomyzeten erscheinen.) Zwei Varietäten müssen unterschieden werden, der Erreger der Menschen- und der der Rindertuberkulose: Typus humanus und Typus bovinus. Als morphologische Unterschiede werden angegeben: der Typus humanus charakterisiert sich als schlankes, oft leicht gebogenes, sich mehr gleichmäßig färbendes Stäbchen, der Typus bovinus als ein mehr variables, etwas kürzeres, breiteres, plumperes, sich häufiger ungleichmäßig färbendes Stäbchen. Weitere Unterschiede in bezug auf kulturelles und biologisches Verhalten sowie in Hinsicht auf die Tierpathogenität werden unten angegeben werden.

Als Ektoplasma besitzt der Tuberkelbazillus eine wachsartige Hülle, deren Vorhandensein seine große Resistenz und seine Widerstandsfähigkeit gegenüber dem Eindringen von Farbstoffen erklärt.

Die Tuberkelbazillen färben sich schwer mit Anilinfarben nach den gewöhnlichen Färbemethoden, geben aber auch die einmal angenommenen Farbstoffe ebenso schwer wieder ab. Selbst Einwirkung von verdünnten Säuren und Alkohol entfärben sie dann nicht: sie sind säure- und alkoholfest. Bei der Nachfärbung nehmen alle übrigen Elemente des Ausstrichpräparats, wie Zellkerne und Bakterien, die Kontrastfarbe an, die Tuberkelbazillen hingegen behalten ihre ursprüngliche Färbung bei. Grampositiv. Folgende Färbemethoden sind am empfehlenswertesten und gebräuchlichsten:

a) Für Ausstrichpräparate.

1. Lufttrocknen, Fixieren (dreimal durch die Flamme ziehen).

2. Aufträufeln von Karbolfuchsin, so daß das ganze Glas bedeckt ist. (Die Karbolfuchsinlösung nach Ziehl-Neelsen ist folgendermaßen zusammengesetzt: Fuchsin 1,0, Alkohol 10,0, Acid. carbol. liquefact. 5,0, Aq. dest. ad 100,0.)
3. Erhitzen über der Flamme 2 Minuten lang unter mehrfachem Aufkochen.
4. Entfärben einige Sekunden in 20 % iger Salpetersäure oder 5 % iger Schwefelsäure.
5. Abspülen bzw. Auswaschen in 60 % igem Alkohol, bis der Ausstrich fast farblos aussieht.
6. Abspülen in Wasser.
7. Nachfärben mit wässeriger Methylenblaulösung (oder mit Löfflerscher alkalischer Methylenblaulösung) bis zur Mattblaufärbung 10—30 Sekunden.
8. Abspülen in Wasser, Trocknen.

Noch einfacher aber weniger zuverlässig, da es auch andere säurefeste Bazillen (z. B. Smegmabazillen) gefärbt läßt und zu Fehldiagnosen führen kann, ist das Verfahren von Fränkel und Gabbet. Es vereinigt Entfärbung und Nachfärbung:

1. Aufträufeln der Karbolfuchsinlösung, Erhitzen über der Flamme 2 Minuten unter mehrfachem Aufkochen.
2. Entfärbung und Gegenfärbung 1—2 Minuten (je nach Dicke der Schicht) in folgender Mischung: Schwefelsäure 10,0, Aq. dest. 30,0, Methylenblaupulver bis zur gesättigten Blaufärbung oder in: Salpetersäure 20,0, Alkohol 30,0, Aq. dest. 50,0, Methylenblaupulver bis zur Sättigung.
3. Abspülen in Wasser. Trocknen.

Die Tuberkelbazillen erscheinen rot auf blauem Grunde.

b) Für Schnitte. Härtung der Organteilchen in Alkohol oder Sublimatessigsäure. Einbetten in Paraffin oder Zelloidin. Die hieraus gefertigten Mikrotomschnitte werden folgendermaßen behandelt:

1. Einlegen für etwa 12 Stunden in Fuchsinanilinwasserlösung (Anfertigung s. S. 29. Soll reinere Färbung geben als Karbolfuchsinlösung, die nur etwa 1 Stunde lang einzuwirken braucht).
2. Entfärbung 10 Sekunden lang in 20—25 % iger Salpetersäure.

3. Ausspülung in 60—70 % igem Alkohol, bis der rote Farbstoff entfernt ist und das Präparat nur noch schwachrosa erscheint.
4. Nachfärbung mit verdünnter (1 : 3) Löfflerscher Methylenblaulösung oder mit gewöhnlicher Methylenblaulösung 3—5 Minuten.
5. Aufhellen in ½ % iger Essigsäure.
6. Entwässern in absolutem Alkohol.
7. Untersuchen in Immersionszedernöl. (Tuberkelbazillen als rote Stäbchen auf blauem Grunde.)

Nicht selten enthält das zu untersuchende Material, z. B. Sputum, nur sehr spärliche Tuberkelbazillen, deren Nachweis trotz wiederholter Untersuchungen durch die einfachen Methoden der Färbung nicht gelingt. In diesen Fällen, die gerade diagnostisch von außerordentlicher Tragweite sind, ist es notwendig, eines der vielen Anreicherungsverfahren zur Anwendung zu bringen. Es kommen dabei in Betracht das Verfahren der Homogenisierung des Sputums und Sedimentierung, die Anreicherung durch Züchtung und der Tierversuch.

Nach Biedert werden 15 ccm Sputum mit der doppelten Menge Wasser und 4—8 Tropfen Kali- oder Natronlauge umgerührt, kräftig geschüttelt und gekocht. Dann Zentrifugieren oder Sedimentieren.

Sachs-Müke homogenisiert das Sputum durch wiederholtes Zusetzen von Wasserstoffsuperoxyd (Perhydrol-Merck). Nach reichlichem Alkoholzusatz entsteht ein Sediment, das auf Objektträger gestrichen und auf Tuberkelbazillen untersucht wird. Auch im Schaum finden sich oft Tuberkelbazillen.

Uhlenhuth empfiehlt das Antiformin (Mischung von Alkalihypochlorit und Alkalihydrat), das bakterienauflösende Eigenschaften besitzt. Tuberkelbazillen und andere säurefeste Bakterien, die eine wachsartige Hülle haben, werden dagegen nicht angegriffen. Das Sputum wird mit der doppelten Menge Antiformin gemischt, gut umgeschüttelt, etwa ½ Stunde stehen gelassen. Dann die Mischung mit der gleichen Menge Spiritus versetzen, schütteln und zentrifugieren. Ausstreichen des Bodensatzes auf Deckgläschen. — Dies Verfahren kann auch mit der Ligroinmethode kombiniert werden. 5 ccm Sputums in verschließbarem Meßzylinder. Dazu 20 ccm einer 20 %igen Lösung des käuflichen Antiformins. Bei Zimmertemperatur (oder kürzer im Brütschrank) stehen lassen bis zur völligen Homogenisierung und Schütteln. Eventuell Zusatz von 20 ccm Leitungswasser. Dann Ligroinzusatz, so daß eine 3—5 mm hohe Schicht über der Flüssigkeit steht. Kräftig schütteln bis dichte Emulsion entstanden ist. Stehen lassen, bis ziemlich scharfe Abscheidung der Kohlewasserstoffe eingetreten ist. Dauer 20—30 Minuten, erfolgt rascher bei 60 ° im Wasserbad. Entnahme einer beliebigen Zahl von Ösen aus der Grenzschicht dicht unterhalb des Ligroins und Aufstreichen auf Objektträger oder Deckgläschen. Lufttrocknenlassen, Fixieren, Färben (Bernhardt).

Von den biologischen Anreicherungsverfahren seien kurz erwähnt.

1. Das Hessesche Verfahren durch Züchtung auf Heydenagar. Die Zusammensetzung des letzteren ist folgende: Nährstoff Heyden 10, Kochsalz 5, Glyzerin 30, Agar 10, Normalsodalösung 5, Aq. dest. 1000. Aus dem Sputum wird ein eitriges Flöckchen in sterilem Wasser ausgewaschen und auf der Oberfläche des in Doppelschälchen gegossenen Nährbodens verteilt. Wachstum bei 37 ° schon nach etwa 6 Stunden, deutlich nach einigen Tagen, durch Klatschpräparate nachweisbar. Reinkulturen durch Überimpfung auf erstarrtes Blutserum sind leicht zu erzielen. — Andere Bakterien bleiben im Wachstum zurück.

2. Das Uhlenhuthsche Verfahren mittels Antiformin (s. oben). Hierdurch werden die Begleitbakterien entfernt. In Meßzylinder 20—30 ccm Sputum, 55—65 ccm Aq. dest. und 15 ccm reines Antiformin, so daß eine 15 %ige Mischung entsteht. Bei weniger Sputum ist die Mischung immer so herzustellen, daß sie ebenfalls 15 %ig wird. Ausbreitung des Sputums auf große Schalen mit schwarzem Grunde, um die Homogeniserung des Sputums, die nach 1—2 Stunden erfolgt, zu kontrollieren. Dann Herausfischen der übrig gebliebenen Flocken, die sich auf dem Boden der Schale befinden, mit Platinöse. Zur Entfernung des Antiformins läßt man sie ½ Stunde in physiologischer Kochsalzlösung und verreibt sie sorgfältig auf erstarrtem gewöhnlichen und Glyzerinrinderserum in 6—8 Röhrchen. Nach Abbrennen der Wattestopfen Verschluß der Röhrchen mit Paraffin.

Das sicherste Verfahren für den Nachweis geringer Mengen von Tuberkelbazillen im Ausgangsmaterial ist der Meerschweinchenversuch. Subkutane Impfung mit tuberkelbazillenhaltigem Material (z. B. Stückchen tuberkulöser Drüsen oder Sputum in Hauttaschen am Bauche) bewirkt schon nach 14 Tagen Schwellung und Verkäsung der regionären Lymphdrüsen, auch bildet sich meist an der Impfstelle ein tuberkulöses Geschwür. Die Tiere sterben in der Regel nach 4—6 Wochen, und die Obduktion ergibt zahlreiche gelbe tuberkulöse Herde, besonders in der Milz, ferner in der Leber und in den Lungen. Die Bazillen sind in Ausstrichpräparaten leicht durch die Färbung nachzuweisen. Noch rascher läßt sich eine Infektion durch intraperitoneale oder intravenöse Impfung erzielen. Man braucht nicht erst den Tod des Tieres abzuwarten, sondern kann schon nach 2—3 Wochen durch Tötung des Tieres die Veränderungen an den inneren Organen konstatieren. — Bei der Impfung der Meerschweinchen ist streng aseptisches Vorgehen erforderlich, da die Tiere sonst an eitrigen Infektionen erliegen.

Die Resistenz der Tuberkelbazillen ist eine beträchtliche. Die gewöhnlichen Desinfektionsmittel töten sie erst nach 12—24 Stunden Einwirkung ab. Im Sputum halten sie sich monatelang; auch das Eintrocknen schädigt sie wenig. Dagegen bewirkt direktes Sonnenlicht Abtötung in einigen Stunden. In den dunkel aufbewahrten Kulturen halten sie sich etwa 1 Jahr. Durch 10 Minuten langes Erwärmen auf 70° werden sie abgetötet, durch Erhitzen auf 90° in 1—2 Minuten.

Für die Züchtung sind besondere Nährböden erforderlich. Der Tuberkelbazillus ist streng aerob. Wachstumsgrenze zwischen 30 und 44°. Temperaturoptimum 37°.

Der beste Nährboden ist Rinderserum mit Zusatz von 2—2,5 % Glyzerin. Auch das gewöhnliche erstarrte Blutserum eignet sich zur Kultur. Das Serum darf nicht in der Hitze erstarrt sein, es wird vielmehr durch diskontinuierliche (fraktionierte) Sterilisation keimfrei gemacht. Dies geschieht in der Weise, daß die mit Gummikappe verschlossenen Kölbchen oder Reagensröhrchen an vier aufeinanderfolgenden Tagen je 4 Stunden lang bei 58° gehalten werden. Nunmehr wird das Serum in Doppelschälchen gegossen oder in Reagensgläschen gefüllt und (letztere schräg gestellt) im Thermostutzen bei 67° zum Erstarren gebracht. Hierbei ist es notwendig, daß die Atmosphäre im Schrank durch hineingestellte Schälchen mit Wasser mit Wasserdampf gesättigt gehalten wird, da die Oberfläche des Serums sonst austrocknet und für die Züchtung der Tuberkelbazillen ungeeignet wird. Für diese Zwecke kann auch ein besonderer Serumerstarrungsapparat benutzt werden. Um beim Gebrauch nur sterile Röhrchen oder Schälchen zu verwenden, werden dieselben vor der Benutzung 24 Stunden im Brütschrank gehalten; nur die steril gebliebenen sind zu verwerten. Die Erstarrung des Serums darf keine zu feste sein; es muß elastisch bleiben. Von Wichtigkeit ist es, daß das zur Serumgewinnung gebrauchte Blut gleich steril entnommen wird. Das Blut wird in hohen, frisch sterilisierten Glaszylindern aufgefangen, verschlossen und im Eisschrank aufbewahrt.

Nach 24 Stunden hat sich das Serum klar abgeschieden und wird mit sterilen Pipetten in sterile Kölbchen abgefüllt. Bei fest am Rande des Zylinders haftendem Blutkuchen ist es empfehlenswert, letzteren mit einem sterilen Glasstäbchen von der Wandung zu lösen.

Ebensogut oder noch üppiger wächst der Tuberkelbazillus auf Glyzerinagar (2—4 %ig).

Auf beiden Nährböden entwickelt er sich, aber nicht von dem 6.—7. Tage, als feine weißlichgelbe Schüppchen von trockener gerunzelter Beschaffenheit, die sich allmählich vergrößern, und zu dicken glanzlosen Borken werden. Im Klatschpräparat sieht man den Rand der Schuppen gekräuselt von schleifen- und zopfförmigen Fäden. Mit zunehmendem Alter nehmen die Kolonien einen gelblichen bis braunroten Farbenton an. Das Kondenswasser wird von dem Kulturrasen überbrückt, der sich am Glase emporschiebt.

Andere Nährböden sind Glyzerinkartoffeln, Kartoffelstückchen in Reagensröhrchen (s. S. 24), die mit wenig 5 %igem Glyzerinwasser übergossen und sterilisiert sind. Ferner der Gehirnagar (Ficker), fein zermahlene Gehirne mit Aq. dest. zu gleichen Teilen, umgerührt, 1/4 Stunde gekocht, koliert bis zur breiigen Konsistenz, in Kolben sterilisiert ohne Alkalisieren. Diese Masse wird mit der gleichen Menge 2,5 %iger Agarlösung gemischt und 3 % Glyzerin hinzugefügt. Dann in Röhrchen füllen, 1/2 Stunde sterilisieren, gut mischen, rasch erstarren lassen, damit Hirn- und Agarmasse vermischt bleiben.

Von flüssigen Nährböden, in denen der Tuberkelbazillus besonders gut gedeiht, ist die Glyzerinbouillon (2 %ig, amphoter) zu nennen. Im Kölbchen wächst an der Oberfläche der Flüssigkeit ein zartes Häutchen, das allmählich derbe, runzelige Beschaffenheit annimmt und an der Glaswand in die Höhe steigt. Es findet zunehmende Säurebildung statt. Die Reaktion der Nährböden soll nur schwach alkalisch, amphoter oder neutral sein. Auf gewöhnlichem Agar oder Gelatine kein Wachstum.

Zur Gewinnung von Reinkulturen eignet sich am besten die Meerschweinchenimpfung. Von dem mit Tuberkulose geimpften, getöteten Tier werden aseptisch Stückchen der mit tuberkulösen Knötchen durchsetzten Milz entnommen, zerquetscht und auf Blutserumplatten ausgestrichen. — Ferner Züchtung aus Sputum oder tuberkulösem Gewebe, wie oben angegeben.

Die Giftwirkung beim Tuberkelbazillus wird sowohl durch ein Stoffwechselprodukt, ein aus der Kulturflüssigkeit in das Filtrat übergehendes Toxin, wie auch durch ein an den Bazillenleibern haftendes Endotoxin hervorgerufen.

Tierpathogenität. Der Typus humanus ist pathogen für Meerschweinchen, Kaninchen, Katzen, Hunde, Ratten, Feldmäuse. Betreffs der Pathogenität für Rinder und über die Eigenschaften des Typus bovinus, sowie über Hühner- und Kaltblütertuberkulose s. unter Differentialdiagnose.

Über die im infizierten Meerschweinchenkörper auftretenden tuberkulösen Veränderungen s. oben. Als diagnostische Impfmethode wird beim Kaninchen auch die Impfung in die vordere Augenkammer benutzt. Schnitt mit der Starnadel am oberen Kornealrande, Abfließenlassen des Kammerwassers, Einbringen einer geringen Menge Impfmaterials mit der Platinnadel oder der Flüssigkeit mittels einer Spritze in die Augenkammer (0,2 ccm). Nach 1 bis 2 Wochen bei positivem Ausfall Entwickelung von Iristuberkeln, weiterhin meist Phthisis bulbi und nach einigen Monaten Tod durch allgemeine Tuberkulose. Es empfiehlt sich Kokainisieren des Auges. Notwendig ist Waschung des Auges vor der Operation mit Sublimatlösung. Der Versuch gelingt nur, wenn keine pyogenen Bakterien mit eingeführt waren.

2. Fundort. Vorkommen der Tuberkelbazillen im Körper. Entnahme des Untersuchungsmaterials, Untersuchungsmethoden. Der Typus humanus des Tuberkelbazillus findet sich in allen tuberkulösen Produkten und den tuberkulös veränderten Geweben bei der menschlichen Tuberkulose, der Typus bovinus entsprechend bei der Rindertuberkulose. Letzterer ist auch besonders pathogen für Kaninchen und Schweine, Schafe und Ziegen, während das Meerschweinchen für beide Typen empfänglich ist. Der Typus bovinus ist für den Menschen nur in beschränkterem Maße pathogen, er findet sich in einem geringen Prozentsatz von Tuberkulose der Mesenterialdrüsen bei Kindern, wahrscheinlich durch Infektion infolge Genusses der Milch perlsüchtiger Kühe, sowie relativ häufig bei Hauttuberkulose (Lupus und Hauttuberkulose der Schlächter und Abdecker). — Der häufigste Fundort des Tuberkelbazillus beim Menschen ist das Sputum. Ferner kommt er vor im tuberkulösen Eiter (Drüsen, Knochen, Gelenke), in pleuritischen und peritonitischen Exsudaten, in der Spinalflüssigkeit, im Urin, in den Fäzes sowie in den tuberkulös veränderten Geweben.

Sputum. Zur Herstellung von Präparaten wird das frisch entleerte Morgensputum auf eine mit dunklem Boden versehene Schale ausgebreitet, die eitrigen Teilchen von den Schleimpartikeln befreit, dann durch weiteres Ausbreiten auf einer Glasunterlage (Deckel eines Doppelschälchens, Objektträger) mehr und mehr isoliert, so daß schließlich ein rein eitriges Partikelchen, welches reines Lungensputum darstellt, übrig bleibt. Dieses wird zwischen zwei Deckgläschen oder Objektträgern zu einer feinsten Schicht ausgebreitet und, wie oben näher beschrieben, behandelt. Handelt es sich um Kavernensputum, so finden sich regelmäßig aus der Kavernenwand stammende, kleine, gelbliche Bröckelchen („Linsen"), in denen reichlich Tuberkelbazillen vorkommen und die ebenfalls, wie die Eiterpartikelchen untersucht werden. Reinkulturen lassen sich aus dem Sputum gewinnen durch Aussaat auf Hesseschem Nährboden (s. S. 61) und Übertragung auf Blutserum und Glyzerinagar.

In Exsudaten, Spinalflüssigkeiten, Urin finden sich die Tuberkelbazillen oft sehr spärlich; die Flüssigkeiten sind zu zentrifugieren, das Sediment ist zu untersuchen; ev. biologische Anreicherung mittels des Hesseschen Nährbodens oder Tierversuch. — Zum Nachweis in den Fäzes wird der Stuhl mit sterilem Wasser aufgeschwemmt; dann sucht man die schleimigen oder schleimig-eitrigen Partikelchen heraus und stellt damit Ausstrichpräparate her. — In allen Fällen, wo die Auffindung der Tuberkelbazillen wegen ihrer geringen Menge mit Schwierigkeiten verbunden ist, empfiehlt sich die Anwendung des Antiforminverfahrens (S. 60, 61). Das Gleiche gilt für die Untersuchung von Organstückchen, die durch eine 24 stündige Einwirkung von Antiforminlösung fast vollständig gelöst werden, so daß das Auffinden vereinzelter Tuberkelbazillen im Sediment außerordentlich erleichtert wird. — Im Blut finden sich letztere bei der Miliartuberkulose. Hier sind die roten Blutkörperchen durch 3 % igen Essigsäurezusatz zu lösen. — Bei der Urinuntersuchung ist betreffs der Beurteilung des Befundes besondere Vorsicht geboten, da sich nicht selten andere säurefeste Bazillen (Smegmabazillen s. unten) finden. Um ganz sicher zu gehen, wäre der Urin durch Katheterismus zu entnehmen und zur Kontrolle der Tierversuch anzustellen.

Milch wird zentrifugiert. Die Tuberkelbazillen finden sich sowohl im Sediment wie in der Rahmschicht; beides wird gemischt und im Ausstrichpräparat untersucht sowie für den Tierversuch verwendet (intraperitoneale Injektion bei Meerschweinchen). Ebenso verfährt man mit Butter, nachdem sie verflüssigt worden ist.

Die Serodiagnostik ist für den Nachweis der Tuberkulose ohne praktische Bedeutung geblieben. Die Gründe dafür sind, daß es sehr schwierig ist, eine homogene Emulsion herzustellen (an ihrer Stelle werden Lösungen von fein zerriebenen Tuberkelbazillen verwendet), daß der Agglutinationstiter des Serums Tuberkulöser ein sehr niedriger ist und denjenigen Nichttuberkulöser kaum übersteigt.

3. Die Diagnose der Tuberkulose ergibt sich aus dem oben Gesagten. Die Differentialdiagnose erstreckt sich zunächst auf die Frage, ob die nachgewiesenen Bazillen tatsächlich Tuberkelbazillen oder andere säurefeste Bakterien, insonderheit Smegmabazillen (besonders wichtig bei der Urinuntersuchung) sind, oder ob es sich um sog. Pseudotuberkelbazillen handelt. — Weiterhin würde zu entscheiden sein, ob wir den Typus humanus oder den Typus bovinus vor uns haben. Endlich ist eine etwaige Identität mit der Geflügel- und der Kaltblütertuberkulose in Erwägung zu ziehen.

Die Smegmabazillen gehören ebenfalls zu den säurefesten Bazillen. Sie finden sich im Präputial- und Klitorissekret, in der Umgebung der Harnröhrenmündung, daher oft im Urin, in der Analfalte, im Ohrenschmalz. Von den Tuberkelbazillen durch folgende Eigenschaften unterschieden:

1. Sie werden durch absoluten Alkohol entfärbt (die Fränkel-Gabbetsche Färbemethode ist mithin für die Differenzierung nicht zu verwenden). Daher die Ausstrichpräparate nach Behandlung mit verdünnter Salpeter- oder Schwefelsäure 1—2 Minuten in 96 %igem Alkohol entfärben: Tuberkelbazillen bleiben gefärbt, Smegmabazillen verlieren die Farbe.

2. Sie wachsen auf Glyzerinagar meist wesentlich schneller als Tuberkelbazillen, oft schon nach 24 Stunden als tautropfenartige Kolonien.

3. Sie sind meist kürzer als Tuberkelbazillen.

4. Sie liegen im Urinsediment mehr vereinzelt, öfters auf den Zellen, während die Tuberkelbazillen bei Urogenitaltuberkulose regelmäßig zu Haufen oder Zöpfen vereinigt gefunden werden.

5. Das wichtigste Unterscheidungsmittel ist das Tierexperiment. Smegmabazillen sind nicht pathogen: geimpfte Meerschweinchen erkranken nicht und bleiben am Leben. Dagegen treten bei Meerschweinchen, die mit tuberkelbazillenhaltigem Material geimpft sind, schon nach drei Wochen Drüsenschwellungen auf, und es lassen sich bei der Tötung der Tiere leicht die Tuberkelbazillen in den Drüsen nachweisen. (Nach etwa 6 Wochen sterben die Tiere gewöhnlich.) Stets sind eine größere Zahl Meerschweinchen subkutan und intraperitoneal zu impfen, da regelmääig einige der geimpften an anderen Infektionen zugrunde gehen.

Die Pseudotuberkelbazillen sind gefunden beim Menschen im Sputum (Lungengangrän), zuweilen auch in Milch und Butter. Sie sind besonders pathogen für Nagetiere. Beim Meerschweinchen erzeugen sie, intraperitoneal injiziert, tuberkuloseähnliche Veränderungen: nekrotische Herde in Milz und Leber, Verkäsung der retroperitonealen und mesenterialen Lymphdrüsen, Knötchenbildung auf dem Peritoneum. Gegenüber echter Tuberklose lassen sich folgende Unterschiede erkennen:

1. Hauptsächliches Befallensein der Abdominalorgane, Freibleiben der Lungen. Geringere Vergrößerung von Milz und Leber.
2. Mikroskopische Untersuchung: Fehlen von Riesenzellen.
3. Auf Glyzerinagar wachsen schon nach 24 Stunden stecknadelknopfgroße Kolonien, die bald konfluieren. Wachstum auch auf gewöhnlichem Agar, Gelatine, Kartoffel. In Bouillon Wachstum mit stalaktitenförmigen Ausläufern (vgl. S. 79).

Differentialdiagnostische Merkmale der Tuberkelbazillen Typus humanus und Typus bovinus

nach Kossel, Weber und Heuss.

Typus humanus.	**Typus bovinus.**
Morphologie.	
Aus Glyzerinbouillon gezüchtet, schlanke oft leicht gekrümmte, sich gleichmäßig färbende Stäbchen.	Aus Glyzerinbouillon gezüchtet, plumpere, oft unregelmäßig gestaltete, sich ungleichmäßig färbende Stäbchen.
Kulturelle und biologische Eigenschaften.	
Auf Glyzerinbouillon üppige, innerhalb von 3 Wochen über die Oberfläche wachsende, am Kölbchenrand emporkletternde, faltige, gleichmäßig dicke Haut.	Auf Glyzerinbouillon feines, netzartig sich über die Oberfläche ausbreitendes Häutchen mit einzelnen warzenartigen Verdickungen, in anderen Fällen gleichmäßig, seidenpapierartig.
In schwach saurer Glyzerinbouillon Säurebildung, die im ersten Monat ab-, später wieder zunimmt.	In schwach saurer Glyzerinbouillon Abnahme der Säurebildung, Übergang in neutrale oder schwach alkalische Reaktion.
Auf Blutserum verhältnismäßig schnelles Wachstum.	Auf Blutserum sehr langsames geringes Wachstum.

Typus humanus.	**Typus bovinus.**
Tierversuch.	
Beim Rind erzeugt subkutane Infektion oder Verfütterung von Reinkulturen nur Tuberkulose der regionären Lymphdrüsen oder keine Erkrankung.	Beim Rind erzeugt subkutane Impfung oder Verfütterung von Reinkulturen allgemeine progrediente Tuberkulose.
Inhalation bei Kälbern bewirkt keine oder mehr lokalisierte Erkrankung.	Inhalation bei Kälbern bewirkt allgemeine progrediente Tuberkulose.
Für Schweine und Kaninchen weniger pathogen.	Für Schweine und Kaninchen stark pathogen.

Differentialdiagnostische Merkmale der Geflügel- und Säugetiertuberkulose.

Geflügeltuberkulose.	**Säugetiertuberkulose.**
Morphologie.	
In Ausstrichpräparaten von Kulturen, besonders wenn sie bei hohen Temperaturen gewachsen sind, Pleomorphismus: teils schlanke gerade oder leicht gekrümmte, teils plumpe, keulenförmige Bazillen. Auch Fadenbildung und Verzweigung.	Kein ausgesprochener Pleomorphismus.
Kulturelle und biologische Eigenschaften.	
Obere Wachstumsgrenze 45—50 °.	Obere Wachstumsgrenze 40—44 °.
Temperaturoptimum 40—45 °.	Temperaturoptimum 37°.
Auf Glyzerin-Agar und -Serum schnelleres Wachstum: nach 7 Tagen üppiger, weißlichgelber, schleimiger, fadenziehender Rasen, der später faltig wird.	Auf Glyzerin-Agar und -Serum langsameres Wachstum: nach 7 Tagen erst Andeutung; in den nächsten Wochen weitere Entwickelung zu einem dicken, trockenen, glanzlosen Rasen.
Reinkulturen bleiben bis zu 2 Jahren voll entwickelungsfähig und virulent.	Reinkulturen bleiben ausnahmsweise bis zu 1 Jahr entwickelungsfähig.

Geflügeltuberkulose.	**Säugetiertuberkulose.**
Tierversuch.	
Pathogen besonders für Hühner, Tauben. (Infektion durch Verfütterung, subkujane oder intraperitoneale Intektion). Weniger pathogen für Meerschweinchen, aber mehr für Kaninchen als die Bazillen der Säugetiertuberkulose.	Pathogen fast ausschließlich für Säugetiere.

Zu den *säurefesten* Bazillen gehören ferner die Erreger der *Kaltblüter- oder Fischtuberkulose*. Sie gleichen morphologisch den echten Tuberkelbazillen, wurden gefunden in Tumoren beim Karpfen, bei der Blindschleiche und sind auch pathogen für Frösche. Kulturell lassen sie sich leicht differenzieren, da sie auf gewöhnlichem Agar, am besten bei 25° wachsen. — Säurefeste, tuberkelbazillenähnliche Bazillen kommen nicht selten vor im Mist von Pferden, Kühen und anderen Haustieren, sowie auf Futterkräutern (*Thimotheegrasbazillus*).

Anhang. Diagnostische Tuberkulinreaktionen. Das hierzu verwendete *Alttuberkulin* ist eine klare braune Flüssigkeit. Sie wird dargestellt aus ausgewachsenen, 6—8 Wochen alten Glyzerinbouillonkulturen von Tuberkelbazillen des Typus humanus, die im strömenden Dampf ½ Stunde lang erhitzt (abgetötet), dann auf $^1/_{10}$ ihres Volums eingedampft und durch Tonkerzen filtriert werden. Das Filtrat wird mit 5% Phenol versetzt. Nach Abscheidung eines Bodensatzes erfolgt eine nochmalige Filtration. Das Tuberkulin übt eine spezifische Wirkung auf tuberkulöse Prozesse aus.

1. *Diagnostische Tuberkulininjektion.* Beruht, wie auch die anderen Reaktionen, auf der verschiedenen Empfänglichkeit von gesunden und tuberkulösen Menschen gegenüber dem Tuberkulin und dient hauptsächlich zur Erkennung der latenten Tuberkulose. Durch 2—3 tägige Temperatur-Messung des zu Untersuchenden wird festgestellt, welches die Höchsttemperatur und daß dieselbe annähernd normal ist. Es werden ja nach der Konstitution bei Erwachsenen 0,2—0,1 mg, bei Kindern 0,1—0,05 mg injiziert. Steigt nach der Injektion die Körperwärme (3 stündlich zu messen) um mindestens ½° über die sonstige Höchsttemperatur, so gilt die Reaktion als positiv. Tritt keine Erhöhung ein, so spritzt man zwei Tage später eine größere Dosis und geht allmählich in vier Injektionen mit 3—4 tägigen Zwischenräumen auf 1—5 mg, eventuell auch bis zu der von *Koch* festgesetzten Grenze von 10 mg hinauf. Stellt sich nach der Erstinjektion aber nur eine geringe Steigerung von etwa ½—¼° ein, so wiederholt man nach einiger Zeit dieselbe Dose. Oft erfolgt dann eine kumulative Wirkung und eine stärkere, für Tuberkulose sprechende Reaktion. — Bei Kranken mit vorgeschrittener Tuberkulose fällt die Probe häufig negativ aus. — Da auch örtliche Reaktionen an dem *Sitz* der

Erkrankung auftreten, so eignet sich diese Methode (im Gegensatz zu den beiden folgenden) besonders für die topische Diagnose.

2. Kutane Tuberkulinreaktion nach v. Pirquet. Auf der Haut des Vorderarms wird mittels Impflanzette eine unblutige Ritzung der Haut vorgenommen und ein Tropfen Alttuberkulin (25 %) aufgetragen; zur Kontrolle ist vorher eine andere Hautstelle ebenso ohne Tuberkulin behandelt worden. Bei positivem Ausfall entwickelt sich an der Stelle der Impfung nach 24—48 Stunden ein rotviolettes Knötchen; zeigt sich keine Reaktion, so spricht dies gegen Tuberkulose. Bei Erwachsenen fällt die Probe so oft positiv aus, daß ihre diagnostische Bedeutung offenbar eine geringe ist. Bei Kindern hingegen scheint sie zuverlässiger zu sein.

3. Die Ophthalmoreaktion nach Calmette und Wolff-Eisner besteht darin, daß ein Tropfen einer ½—1 %igen Lösung von Alttuberkulin in den Bindehautsack des inneren Augenwinkels geträufelt wird; das andere Auge bleibt zur Kontrolle frei. Bei Tuberkulösen tritt nach 6—14 Stunden meist starke Hyperämie, Schwellung und Sekretion der Konjunktiva auf. Da aber auch bei ganz Gesunden diese Reaktion nicht selten erfolgt, so ist der positive Ausfall nicht beweisend, während der negative auf das Fehlen von Tuberkulose hindeutet.

Lepra.

Die Leprabazillen finden sich meist sehr zahlreich in allen leprösen Organen; zuweilen sind sie aber auch außerordentlich spärlich vorhanden; dies ist besonders der Fall bei der anästhetischen Form. Sie kommen vor in den Knoten der Haut, in den inneren Organen, im Nasensekret (der erste Anfang der Krankheit macht sich nicht selten durch Ulzerationen in der Nasenschleimhaut bemerkbar), in den befallenen Nerven und Nervenknoten, in den Zellen des Zentralnervensystems. Sie liegen hauptsächlich innerhalb von Zellen, teils epitheloiden, sog. Leprazellen, teils in den Lymphozyten, ferner frei im Gewebe, besonders in den Lymphspalten sowie im Nasensekret und im Sputum. Auch in den Endothelzellen der Blutgefäße sowie in Blut werden sie gefunden. Typisch ist ihre Lagerung in Haufen oder zigarrenbundähnlichen Paketen. Hierdurch und durch ihre geringere Säure- und Alkoholfestigkeit unterscheiden sie sich von den Tuberkelbazillen, denen sie im übrigen außerordentlich ähnlich sind. Ihr Nachweis geschieht entweder im Ausstrichpräparat, hergestellt durch Stich in Knoten der Haut und Schleimhaut bzw. aus ulzerierten Stellen derselben, oder aus exzidierten Stückchen der Haut, Schleimhaut, Nervensubstanz, die nach Konservierung durch Formol in Paraffin eingebettet werden. Die Schnitte werden für 30 Minuten in Karbolfuchsinlösung gebracht, 2 Sekunden in schwache Salpetersäurelösung (2 Tropfen auf 15 ccm), in 70 %igen Alkohol weiter entfärbt, in Wasser abgespült und mit Löfflerscher Methylenblaulösung nachgefärbt. — Zur Differenzierung von Tuberkelbazillen empfiehlt sich das Verfahren von Baumgarten. Die Leprabazillen sind zwar auch säure- und alkoholfest, aber nicht in dem Grade wie die Tuberkelbazillen. Sie nehmen den Farbstoff wesentlich leichter auf, geben ihn aber auch leichter ab. Man färbt die Ausstrichpräparate 6—7 Minuten in Fuchsinlösung (5 Tropfen auf ein Uhrschälchen Wasser) kalt, entfärbt 10 bis 20 Sekunden in Säure und Alkohol (1 Salpetersäure auf 10 Alkohol) und spült in Wasser ab. — Bei dieser Behandlung färben sich Lepra-, nicht aber Tuberkelbazillen. Die Leprabazillen sind unbeweglich und grampositiv. Ihre Kultur ist bisher noch nicht gelungen. Tierpathogenität besteht nicht.

Diphtherie.

1. Morphologie, Biologie, kulturelle Eigenschaften des Diphtheriebazillus. Stäbchen von 2 bis 4 μ Länge und etwa 0,5 μ Breite, oft leicht gekrümmt. Gestalt verschieden, bald länger und schlank, bald kurz und dick. Häufig, besonders in Kulturen, die über 12 Stunden alt sind, Involutionsformen: Keulen-, Keil-, Hantelform, knopfförmige Auftreibungen. Unbeweglich, keine Sporenbildung. In den Kulturen sowie auch in den Membranen meist eigenartige Anordnung und Lagerung der Bazillen: pallisadenartig nebeneinander, fingerförmig gespreizt oder radspeichenähnlich divergierend. Der Inhalt des Bakterienleibes erscheint gekörnt, und die Bestandteile nehmen die Farbstoffe ungleichmäßig an, nur die jüngeren Formen färben sich mehr gleichmäßig. Öfters werden auch Verzweigungen beobachtet, besonders auf hartgekochtem Hühnereiweiß.

Färbbarkeit mit allen Anilinfarben, auch nach Gram. Am besten geeignet ist die Löfflersche alkalische Methylenblaulösung (30 ccm gesättigte Methylenblaulösung, 1 ccm 1 %ige Kalilauge, 10 ccm destilliertes Wasser). Wichtig für die Diagnose ist der Nachweis der Polkörnchen oder Babes-Ernstschen Körperchen, die sich bei der nachfolgend beschriebenen Methode als blaue Körperchen an beiden Polen oder nur an einem im braun gefärbten Bazillenleibe abheben. Bei Kulturen, die frisch aus Membranen oder Sekret gewonnen und auf Löfflerserum gewachsen sind (weniger gut auf Agar oder flüssigen Nährböden), und etwa 18 Stunden (nie länger als 24 Stunden) bei 36° im Brutschrank gehalten sind, werden sie fast regelmäßig nachgewiesen. In älteren Kulturen als

24 Stunden verschwinden die Polkörnchen. Sie fehlen bei den Pseudodiphtheriebazillen. (Ausnahmsweise sollen sie auch bei diesen vorkommen). Negativer Ausfall der Polfärbung spricht nicht unter allen Umständen gegen Diphtherie. Die Färbung geschieht nach M. Neißer folgendermaßen:

a) Ältere Methode von M. Neißer.
1. Färben des Trockenpräparats 1—3 Sekunden mit essigsaurem Methylenblau (0,1 g Methylenblau gelöst in 2 ccm 96 % igem Alkohol, dazu 95 Aq. dest. und 5 ccm Acid. acet. glacial.).
2. Abspülen in Wasser.
3. Nachfärben in Vesuvinlösung (0,2 g Vesuvin in 100 ccm kochendem destilliertem Wasser, Filtrieren) 15—30 Sekunden.

b) Neuere Methode von M. Neißer.
1. Färben 1—10 Sekunden mit folgender Farbmischung (2 Teile der Mischung a und 1 Teil der Mischung b): a) Methylenblau 0,1 g, Alk. abs. 2,0 ccm, Aq. dest. 100, Acid. acet. glac. 5,0. b) Kristallviolett Höchst 0,1, Alk. abs. 1,0, Aq. dest. 30,0.
2. Abspülen mit Wasser.
3. Sofort Nachfärben mit Chrysoidinlösung (1 : 300 heißes Wasser, filtrieren 10—15 Sekunden).
4. Wasserspülung.

Wachstum aerob. Wachstumsgrenzen zwischen 18—40 °. Temperaturoptimum 36 °. Als ein elektiver Nährboden ist das Löfflersche Blutserum anzusehen.

Herstellung. 3 Teile flüssiges Serum (Hammel- oder Rinderserum) und 1 Teil leicht alkalischer Bouillon (die 1 % Pepton, ½ % Kochsalz, 1 % Traubenzucker enthält), erstarrt gut bei 90—95 °. Das Serum wird teils schräg in Reagensgläschen, teils in Doppelschalen gefüllt, in den Dampfkochtopf gebracht, der angeheizt wird; dann ½ Stunde im strömenden Dampf stehen lassen.

Als ein Ersatz (z. B. für kleine Laboratorien) kann der Jundellsche Nährboden gelten. Herstellung: 3 Teile Hühnereiweiß werden mit 1 Teil frisch aufgekochter Milch versetzt. Ausgießen in Doppelschalen, Erstarrenlassen und Sterilisieren wie bei Löfflerserum.

Wachstum auf Löfflerserum als kleine, weißliche halbkugelige oder stecknadelknopfförmige Kolonien. Schon nach 4 Stunden (bei 37 ° im Brütschrank) erscheinen sie als feiner Hauch, nach 20 Stunden sind sie meist reichlich gewachsen (während die sonst sie regelmäßig überwuchernden Staphylo-

und Streptokokken, die aus dem Diphtheriematerial stammen, im Wachstum zurückgeblieben sind). Auf Gelatine schwache Entwickelung als kleine, rundliche, etwas granulierte Kolonien; keine Verflüssigung. Ähnlich auf Glyzerinagar. In Bouillon Oberflächenhäutchen oder Krümel- und Flockenbildung und Bodensatz. Nach 24 Stunden Säurebildung (im Gegensatz zu den Pseudodiphtheriebazillen, die keine oder sehr wenig Säure bilden).

Resistenz gegen die gewöhnlichen Desinfektionsmittel und Erhitzen gering, gegen Austrocknen weniger empfindlich; in Membranen und eingetrocknetem Sekret halten sie sich monatelang.

Tierpathogenität. Es kommen hauptsächlich Meerschweinchen in Betracht, ferner Kaninchen, Tauben, Hühner. Diese Tiere sind zwar empfänglich für eine Infektion mit Bazillen (Bildung von Pseudomembranen), weit mehr aber für die Wirkung des Toxins. Für die Virulenzbestimmung dienen 24stündige Bouillonkulturen, von denen 1 ccm und weniger Meerschweinchen von etwa 250 g subkutan eingespritzt werden. Es entwickeln sich Hautödem, hydropische Ergüsse, Nebennierenentzündung. Stark wirksames Toxin tötet in 2—4 Tagen. Diphtheriebazillen finden sich nur spärlich an der Impfstelle, selten in inneren Organen. Der Tierversuch dient zur Unterscheidung von Pseudodiphtheriebazillen, die nicht virulent sind.

Bei der Toxinbildung handelt es sich um Sekretion eines Giftes, nicht um ein an die Leibessubstanz der Diphtheriebazillen gebundenes Endotoxin (wie bei Cholera, Typhus). Die Gewinnung des Diphtheriegiftes geschieht aus Bouillonkulturen, die 1—3 Wochen alt und durch Filtrieren keimfrei gemacht sind. Auch können die Bazillen durch Zusatz eines Antiseptikums (Toluol) abgetötet werden. Als minimal tödliche Dosis (z. B. 0,005 ccm) wird die bezeichnet, welche ein Meerschweinchen von 250 g Gewicht in 4 Tagen tötet.

2. Fundort, Entnahme des Untersuchungsmaterials. Am häufigsten auf den Tonsillen, den Gaumenbögen, der Uvula, und zwar sowohl in den Diphtheriemembranen, wie auf der katarrhalisch affizierten Schleimhaut. Ferner in den Sekreten der Nase, des Kehlkopfs, der Bronchien bei Nasendiphtherie, Krup und fibrinöser Bronchitis, bei diphtherischer Konjunktivitis; nur ausnahmsweise in inneren Organen und im Blut (Septikämie). Außerdem werden Diphtheriebazillen bisweilen gefunden auf der Mund- und Nasenschleimhaut Gesunder aus der Umgebung von Diphtheriekranken und von Rekonvaleszenten (Bazillenträger). Die Entnahme des Materials bei Rachendiphtherie geschieht

durch Betupfen (nicht Reiben) mittels eines sterilen Wattebausches. Entweder wird hierfür der Bausch eines sterilisierten Reagensglases verwendet, mit einer Pinzette gefaßt und nach Bestreichen der verdächtigen Stelle in das Reagensglas zurückgebracht, oder es werden Drahtstifte bzw. Holzstäbe, deren eines Ende mit Watte umwickelt ist und die im Reagensglas mit sterilisiert sind, in entsprechender Weise benutzt. Bei Nasendiphtherie erfolgt die Entnahme ebenso. Zur Diagnose der Kehlkopf- und Bronchialdiphtherie muß das Sekret (die Membranen) verwendet werden. Vor der Entnahme darf der Kranke keine Gurgelungen, besonders mit Desinfizientien vorgenommen haben. Wird der Abstrich nicht sofort untersucht, so werden die Reagensgläser, in denen sich das Material befindet, mit dem zugehörigen Wattebausch wieder fest verschlossen und unter entsprechenden Vorsichtsmaßregeln (s. Typhus) versandt.

3. Untersuchungsmethoden und Gang der Untersuchung. Der Tupfer mit dem frisch entnommenen oder eingesandten Material wird in 6—7 Strichen auf ein Doppelschälchen mit Löfflerserum ausgestrichen und dieses in den Brütschrank (36°) gestellt. Ferner empfiehlt es sich, drei schräge Röhrchen damit zu beschicken. Dann zur vorläufigen Diagnose Anfertigung von Ausstrichpräparaten auf Deckgläschen oder Objektträgern ebenfalls von dem am Tupfer haftenden Abstrich. Färbung mit Löfflerscher Methylenblaulösung oder mit verdünnter Karbolfuchsinlösung 1:10, ferner nach der Methode von Neißer, eventuell auch nach Gram. Wenn in diesen gefärbten Präparaten sich charakteristisch gestaltete und gelagerte Bazillen (siehe oben) finden, so ist die Diagnose wahrscheinlich, aber nicht sicher. Nach 6stündiger Bebrütung der Schälchen oder der Röhren Klatschpräparate (steriles Deckgläschen auf Kulturen drücken, vorsichtiges Wiederabheben) von ersteren, Abstrichpräparate von letzteren anfertigen und Färbung wie eben angegeben. Wenn auch jetzt typische Form, typische Färbung (gefärbte und ungefärbte Stellen) und typische Lagerung sich finden, so gewinnt die Diagnose an Sicherheit. Ein negativer Befund spricht mit größter Wahrscheinlichkeit gegen Diphtherie. Nach 12 bis 20stündigem Verweilen der Platten oder Röhrchen im Brütschrank sind bei positivem Ausfall gewöhnlich schon charakteristische Kolonien gewachsen. In den ersten Strichen sind die Kolonien noch konfluierend und untermischt mit anderen, zum Teil pathogenen Mikroorganismen aus den Membranen (Staphylo-, Streptokokken), im letzten Strich stehen sie meist isoliert. (Fraktionierte Aussaat.) Die Neißersche Färbung der Abstrichpräparate läßt die Babes - Ernstschen

Körperchen erkennen. Hierdurch ist die Diagnose gesichert. — Finden sich keine Diphtheriebazillen im mikroskopischen Präparat und keine charakteristischen Kolonien, so sind die Platten bzw. Röhrchen auch weiterhin (bis etwa 48 Stunden nach dem Abstrich) zu untersuchen. In diesen Fällen ist es ratsam, einen zweiten Abstrich zu machen bzw. einzufordern und die ganze Untersuchung zu wiederholen. Das gleiche gilt für Fälle, wo Differenzen in der Färbung oder den Kulturmerkmalen bestehen.

Lassen die angegebenen Merkmale noch Zweifel an der Richtigkeit der Diagnose aufkommen und handelt es sich auch um klinisch abweichende und nicht ganz einwandfreie Fälle, so ist zur weiteren Identifizierung der Tierversuch heranzuziehen. Auch ist es notwendig, Reinkulturen zu gewinnen. Waren die Kolonien auf der Platte stark mit anderen verunreinigt, so wird von der Stelle, wo die zahlreichsten Diphtheriebazillen angetroffen wurden, eine Bouillonaufschwemmung gemacht und eine Reihe neuer Löfflerserumplatten angelegt. Dann erzielt man in der Regel isolierte Diphtherie-Kolonien, von denen Reinkulturen angelegt werden können. — Zum Tierversuch dienen Meerschweinchen, denen etwa $1/2$ ccm einer 24stündigen Bouillonkultur oder eine Öse einer Reinkultur auf Löfflerserum subkutan in die Gegend des Schwertfortsatzes beigebracht wird. An der Impfstelle entwickelt sich Ödem, weiterhin treten die erwähnten Veränderungen an inneren Organen auf, und das Tier geht nach 2—4 Tagen zugrunde. Wird die gleiche Einspritzung, aber gemischt mit einer entsprechenden Menge Diphtherie-Heilserum, gemacht, so treten weder örtliche Veränderungen noch Erkrankung und Exitus ein. — Pseudodiphtheriebazillen bewirken keine Erkrankung beim Meerschweinchen, sondern nur öfters ein Infiltrat an der Injektionsstelle; wenn letzteres vorhanden, so wird es auch durch Injektionen von Heilserum nicht beeinflußt. — Erwähnenswert ist noch die Tatsache, daß auch avirulente Diphtheriestämme vorkommen, die die diagnostische Bedeutung des Tierversuchs in Frage stellen können.

Über Agglutinationsprobe siehe unten.

Diagnose und Differentialdiagnose. Ein negativer Befund schließt die Diagnose Diphtherie nicht aus. Er kann bedingt sein durch fehlerhafte Entnahme des Untersuchungsmaterials (von krankheitsfreien Stellen, nach Gebrauch desinfizierender Mundspülungen und Gurgelungen). Auch kommt es vor, daß die Menge der Diphtheriebazillen eine sehr spärliche ist im Verhältnis zu den Staphylo- und Streptokokken, so daß sie von diesen vollkommen überwuchert werden. In diesen Fällen ist eine zweite Untersuchung notwendig. Keinesfalls darf die spezifische Therapie allein von dem Ausfall der bakteriologischen Diagnose abhängig gemacht werden; hier muß oft mit Rücksicht auf den durch die bakteriologische Untersuchung entstehenden Zeitverlust die klinische Diagnose entscheiden. Das Gleiche gilt für die prophylaktischen Maßnahmen. Immerhin ist die bakteriologische Diagnose die ausschlaggebende. Dies gilt ganz besonders für eine ganze Reihe von Fällen, die unter dem Bilde einer einfachen katarrhalischen Angina verlaufen und daher klinisch nicht diagnostizierbar sind.

Differentialdiagnostisch kommen vor allem in Frage der Pseudodiphtherie- und der Xerose-Bazillus. Ersterer findet sich auf der normalen und kranken Rachen-, Mund- und Nasenschleimhaut, letzterer besonders im Konjunktivalsack und in dem Sekret der Augenbindehaut. Sie verhalten sich morphologisch wie auch biologisch sehr ähnlich. Unterschiede sind: das Fehlen der Babes-Ernstschen Körperchen bei 12—20stündiger Bebrütung, die mangelnde Tierpathogenität (siehe oben), das Wachstum in kleineren, feuchten, zerfließlichen Kolonien auf Löfflerserum, das üppigere Wachstum auf gewöhnlichem Agar, der später von ihnen dunkelbraunrot gefärbt wird, auch schon bei niederen Temperaturen (20°), die mangelnde Säurebildung in Bouillonkultur. Mikroskopisch sind sie meist etwas kleiner als echte Diphtheriebazillen, die Polkörperchen finden sich nur ausnahmsweise und dann nicht so regelmäßig angeordnet, ihre Lagerung in der pallisaden- und finger- oder radspeichenartigen Form ist nicht so charakteristisch. — Daß Diphtherie- und Pseudodiphtheriebazillen nicht identisch sind, beweist der Agglutinationsversuch mit homologem hochwertigem Immunserum. — Für die Praxis kommt die Agglutination als diagnostisches Hilfsmittel nicht in Frage, da es erstens nicht möglich ist, ein für alle Stämme agglutinierendes Immunserum zu gewinnen und zweitens die Herstellung einer Bakterienaufschwemmung, die gleichmäßig fein verteilt ist und eine Beurteilung der Agglutination ermöglicht, mit großen Schwierigkeiten verbunden ist. Lubowski erzielte eine für die Agglutination geeignete Aufschwemmung, indem er den Bakterienklumpen in Kölbchen mit physiologischer Kochsalzlösung unter Zusatz von Glasperlen mehrere Minuten schüttelt und zu der homogenen Emulsion die gleiche Menge 10 %iger Glyzerinlösung hinzusetzt. Dann werden 1 ccm der Bakterien-Aufschwemmung mit 1 ccm der Serumverdünnung gemischt und 2 Stunden in den Brütschrank gebracht.

Plaut-Vincentsche Angina.

Bei diphtherieähnlichen Erkrankungen mit Bildung von Pseudomembranen und ulzerösen Prozessen, ferner bei skorbutartigen Affektionen des Zahnfleisches und der Mundschleimhaut sowie in Abszessen werden eigenartige Bazillen gefunden, und zwar bei der erstgenannten Form der Angina konstant. Es handelt sich um den Bacillus fusiformis, ein großes, 6—12 μ langes, in der Mitte etwa 0,8 μ breites, nach den Enden hin spitz zulaufendes, unbewegliches Stäbchen. Die Bazillen liegen oft in Klumpen, bisweilen auch einzeln und dann meist hinter einander in S-förmiger Anordnung. Färbung mit Löfflerschem Methylenblau und Karbolfuchsin, aber meist nicht gleichmäßig, sondern ungleichmäßig in Segmenten, so daß sie wie gefleckt aussehen. Durch die Romanowskyfärbung lassen sich Chromatinkörper nachweisen. Die Kultur ist neuerdings gelungen bei 37° unter anaeroben Verhältnissen in Agar, dem Serum oder Aszitesflüssigkeit hinzugesetzt ist. Es entwickeln sich dann nach einigen Tagen teils rundliche, teils höckerige, anfangs durchscheinende, später undurchsichtige, gelbliche Kolonien, die feine Ausläufer aussenden und einen fauligen Geruch verbreiten. In den Ausstrichpräparaten aus den oben genannten Affektionen finden sich auch regelmäßig Spirochäten. — Tierpathogenität gering.

Neuerdings hat Mühlens nachgewiesen, daß der Bacillus fusiformis regelmäßig auch im Zahnbelag und auf normalen Tonsillen sich nachweisen läßt. Hiernach erscheint seine Bedeutung als Erreger der erwähnten Anginaform als sehr zweifelhaft.

Pest.

1. Morphologie, Biologie, kulturelle Eigenschaften des Pestbazillus. Kurzes abgerundetes Stäbchen von sehr variabler Größe, durchschnittlich 1,5—1,75 μ lang und 0,5—0,7 μ breit, unbeweglich und geißellos. Ist im ganzen etwas größer als der ihm nahe stehende Bazillus der Hühnercholera. Beide gehören zu der Gruppe der Bazillen der hämorrhagischen Septikämie, die sich durch ihre Eigenschaft, Blutungen zu erzeugen, und durch morphologische Eigentümlichkeiten auszeichnen. So zeigt auch der Pestbazillus, besonders aus Organpräparaten, die charakteristische Polfärbung (siehe unten) und neben den normalen, oft als Diplobazillen angeordneten Stäbchen die typischen Invo-

lutions- und Degenerationsformen: Keulen-, Kugel-, Spindel-, Ring- oder bläschenartige Form ohne Polfärbung. Auch aus den Kulturen läßt sich die Polfärbung, wenn auch schwieriger, zur Darstellung bringen, und die Involutionsformen erscheinen in ihnen als schwer färbbare, außerordentlich große, unregelmäßig bläschenförmige Gebilde. Auf künstlichen Nährböden bildet der Pestbazillus lange Ketten, die wegen der kurzen abgerundeten Form der Bazillen an Streptokokken erinnern. — Bisweilen gelingt nach der Löfflerschen Methode der Geißelfärbung (siehe Seite 29) die Darstellung einer Kapsel, besonders aus dem Peritonealexsudat von Meerschweinchen. — Keine Sporenbildung.

Nach neueren Untersuchungen werden zwei Typen unter schieden, der stark virulente Menschentypus, mehr zylindrisch und auf Gelatine in undurchsichtigen körnigen Kolonien wachsend, und der weniger virulente Rattentypus von mehr ovaler, kokkenähnlicher Gestalt und auf Gelatine durchsichtige Kolonien bildend.

Färbbarkeit mit allen Anilinfarben, besonders gut mit verdünnter Karbolmethylenblaulösung (1: 9). Zur Polfärbung Fixieren des lufttrockenen Deckglaspräparats in Alkohol absolut. 1 Minute, rasches Verdunstenlassen an der Flamme, Färbung mit (verdünnter) Methylenblaulösung. Empfehlenswert ist auch Doppelfärbung mit Eosin und Methylenblau (Färbung mit wässeriger Eosinlösung, bis das Präparat rosa erscheint, dann mit verdünnter Methylenblaulösung einige Sekunden, Wasserspülung.) Gramnegativ.

Wachstum auf allen Nährböden, auch bei niederen Temperaturen. Temperaturoptimum 25—30°. Infolge dieser Eigenart des Fortkommens bei niederen Temperaturen läßt sich der Pestbazillus aus Fäulnisgemischen bei Eisschranktemperatur, bei der er allein fortkommt, isolieren. — Streng aerob. — Er wächst am besten auf neutralen oder schwach alkalischen Nährböden, auch muß ein gewisser Feuchtigkeitsgehalt vorhanden sein. — Auf Gelatineplatten nach 2—3 Tagen bei 22° zuerst graue, dann gelbe, nicht verflüssigende Kolonien mit körnigem Zentrum und homogenem, hellem, ausgezacktem Rande. Mikroskopisch zeigen sich im Klatschpräparat, besonders am Rande, charakteristische Fadenschlingen (Kossel-Overbecksche Schleifen). Auf Agar bei 30° nach 24 Stunden kleine tautropfenähnliche Kolonien, die nach weiteren 24 Stunden zu zähflüssigen, glänzenden Auflagerungen mit dunkel gefärbtem Zentrum und breiter unregelmäßig ausgebuchteter Randzone auswachsen. — Auf Agarstrichkultur nach 36—48 Stunden zäher, schleimiger, grauweißer Rasen, bei frisch aus Blut gezüchteten Bazillen feine, tautropfenähnliche Kolonien. Auf 3%igem Kochsalzagar bildet der Pestbazillus besonders charakteristisch die oben beschriebenen Involutionsformen, die bisweilen an Hefepilze und Protozoen erinnern. In Bouillon wächst er als weißer, krümeliger Bodensatz und bildet auch an der Oberfläche ein Häutchen; bei Vermeidung von Erschütterung wachsen sich von oben und unten „stalaktitenförmige" Ausläufer entgegen. Ein ähnliches Wachstum zeigt übrigens auch der Bacillus pseudotuberculosis (siehe Seite 67) — Auf Kartoffel kein charakteristisches Wachstum, in Milch kümmerlich, nicht koagulierend, in Lackmusmolke schwach säurebildend.

Resistenz. Der Pestbazillus hält sich in Kulturen, gegen Austrocknung geschützt. jahrelang lebensfähig, in Milch, Butter, Wasser, feuchter Gartenerde, an Kleidungsstücken ebenfalls längere Zeit. Gegen Kälte ist er sehr widerstandsfähig. Erhitzen auf 60° tötet in 1 Stunde, direktes Sonnenlicht in wenigen Stunden, Austrocknen in einigen Tagen, 2 %ige Karbolsäurelösung in 12 Minuten, 1 ‰ Sublimat in wenigen Sekunden. Im Lehmboden der Eingeborenenhäuser in Indien war nur 2 %ige Karbolsäurelösung und 1: 500 Sublimatlösung wirksam.

Die Virulenz der Pestbazillen bleibt in den Kulturen meist lange erhalten, auch ist eine künstliche Abschwächung der Virulenz durch Züchtung bei höherer Temperatur oder aus dem Körper refraktärer Tiere (Frösche) schwierig. Am besten gelingt die Abschwächung in Alkoholbouillon (bis 5 %ig) und Züchtung bei 41—43°.

Pathogen für Ratten, Mäuse, Meerschweinchen, Kaninchen, Murmeltiere (Arctomys Bobac), Katzen und verschiedene Affenarten. Als Träger des Pestbazillus kommen ferner in Betracht Flöhe, Läuse und Fliegen, die wahrscheinlich auch erkranken. Immun gegen natürliche Infektion sind Pferde, Rinder, Schafe und Kaltblüter (Frösche). — Beim Menschen erfolgt die Infektion entweder von der Haut aus (Bubonenpest) oder durch Inhalation (Lungenpest). Häufig sind Mischinfektionen mit Streptokokken und Pneumokokken. Die Ratten infizieren sich in der Regel von der Mundhöhle aus, es entsteht eine Schwellung der Halslymphdrüsen und weiterhin eine allgemeine Pestseptikämie, wobei alle Organe, besonders Milz und Leber, mit Pestbazillen angefüllt sind. Zuweilen kommt es zur Entwickelung einer primären Pestpneumonie; am seltensten ist die Infektion vom Intestinaltraktus aus mit Schwellung der Darmfollikel und der Mesenterialdrüsen.

Die künstliche Infektion der Ratten geschieht subkutan (am besten in der Schwanzwurzelgegend), intraperitoneal, ferner von den Schleimhäuten aus (Konjunktiva und Nasenschleimhaut) und durch Inhalation. Bei Meerschweinchen ist die kutane Infektion (durch Einreibung von pestbazillenhaltigem Material auf die rasierte Bauchhaut) die sicherste und für die Diagnostik von größter Bedeutung. Denn es gelingt bei ihr, aus einem Bakteriengemisch, das nur wenige Pestbazillen enthält, eine reine Pestinfektion zu erzeugen, da die beim Rasieren entstandenen kleinsten Hautverletzungen nur für die Pestbazillen, nicht aber für andere Mikrobien eine Eingangspforte bilden. Es entsteht nach Kolle eine Hautrötung mit vakzineähnlichen Pusteln und Schwellung der Leistendrüsen, in denen die Bazillen schon nach 1—2 Tagen nachweisbar sind. Der Exitus erfolgt nach 3—4 Tagen.

Bei der Toxinbildung des Pestbazillus handelt es sich im wesentlichen um an die Leibessubstanz gebundene Endotoxine. Echte lösliche Toxine sind bisher mit Sicherheit nicht nachgewiesen.

2. Fundort, Gewinnung des Untersuchungsmaterials, Epidemiologie. Der Pestbazillus findet sich im Bubonensaft, im Sputum bei Lungenpest, im Rachensekret und Blut, in der Galle bei Pestkranken und -Leichen. Ferner in den Lymphdrüsen und Organen von Pestratten.

Die „Anweisung zur Bekämpfung der Pest“ (Berlin 1905 bei Julius Springer mit Deckblättern von 1907 und 1911) enthält eine Anleitung für die bakteriologische Feststellung der Pestfälle. Abschnitt I behandelt die Gewinnung des zur Untersuchung geeigneten Materials; wir geben ihn in Nachstehendem wieder:

A. Vom Lebenden.

1. Aus erkrankten Drüsen:

a) frischer Bubo: Gewinnung von Gewebssaft durch breiten Einschnitt (unter antiseptischen Kautelen) oder durch Punktion mittels Pravazscher Spritze.

b) vereiterter Bubo: Gewinnung des Eiters wie bei a.

2. Blut: Gewinnung durch Stich mit sterilisierter Lanzette in die vorher mit Seife, Alkohol und Äther gereinigte Haut (Fingerspitze, Ohrläppchen usw.)

Größere Mengen von Blut zur Gewinnung von Serum für die Agglutinationsprobe (zwecks Feststellung überstandener Pest) werden durch Venenpunktion am Vorderarm oder sterilen Schröpfkopf gewonnen.

3. Von erkrankten Hautstellen: primäre Pestpustel, Furunkel, pustulöses Exanthem. Gewinnung des Inhalts mittelst Glaskapillaren, Platinöse, schmalen Platinspatels, Messerspitze oder dergl.

4. Ausscheidungen: Auswurf bei primärer Lungenpest, Pneumonie und terminalem Lungenödem schwerer Septikämien; bei krankhaften Zuständen der Rachenorgane Abstriche von der Oberfläche der Schleimhaut; Harn.

Anmerkung zu 1. Es muß dem Einzelnen überlassen werden die Schwierigkeiten, welche sich etwa bezüglich der unter a genannten Eingriffe ergeben, im Einvernehmen mit dem behandelnden

Arzte zu überwinden. Die breite Öffnung frisch entzündeter Drüsen ist gerade bei der Pest von englischen Ärzten mit gutem Erfolg angewendet worden. Es tritt danach eine sofortige Linderung der heftigen Schmerzen ein. Das Auftreten einer Blutinfektion ist nach den indischen Erfahrungen bei zweckentsprechender Antiseptik nicht zu befürchten.

Es ist von großem Werte, die Untersuchung von Saft frisch erkrankter Drüsen vorzunehmen, da in vereiterten Bubonen die Pestbazillen nur noch selten nachzuweisen sind, — am besten noch durch das Kulturverfahren (Agar und Gelatine) und den Tierversuch —.

Anmerkung zu 2. Die mikroskopische Untersuchung des Blutes genügt nur in seltenen Ausnahmefällen zur Diagnosenstellung. Die Entnahme von Blutproben zur kulturellen Untersuchung ist mit Rücksicht auf den wechselnden Gehalt des Blutes an Pestkeimen mehrmals, wenn möglich auch an verschiedenen Tagen, zu wiederholen.

Anmerkung zu 4. Die Untersuchung ist nicht zu vernachlässigen, wenn kein anderes Untersuchungsmaterial erhältlich ist.

B. Von der Leiche.

Vorbemerkung: die Sektion hat zu geschehen, während die Leiche im abgedichteten Sarge liegt. Jede Verunreinigung der Umgebung durch Gewebsflüssigkeit ist sorgfältig zu vermeiden.

Eine vollständige Sektion ist besonders bei den ersten Fällen in einer Ortschaft möglichst zu umgehen. Am besten wird zunächst an Ort und Stelle eine mikroskopische Untersuchung von Drüsen oder Milz- oder Lungensaft ausgeführt. Sobald Pestbazillen in erkrankten Drüsen oder in der Milz oder in der Lunge mikroskopisch nachgewiesen sind, ist möglichst auf die weitere Sektion zu verzichten.

Falls die mikroskopische Untersuchung der genannten Organe an Ort und Stelle keine sicheren Anhaltspunkte für Pest ergeben hat, ist die vollständige Sektion auszuführen und dabei besonders auf das Verhalten der Rachenorgane sowie aller, auch der versteckt liegenden Drüsengruppen, ferner auf das Vorhandensein von Blutungen (besonders in der Schleimhaut des Verdauungskanals und in den serösen Überzügen des Herzens), eventuell auch auf das Bestehen einer Hirnhautentzündung zu achten. Es empfiehlt sich, auch eine bakteriologische Untersuchung der Galle in diesen Fällen vorzunehmen.

In jedem Falle werden Organe zur weiteren Verarbeitung mittels des Kulturverfahrens bzw. Tierversuchen in gut verschlossenen Gefäßen mitgenommen, ebenso kleine Organstückchen in Alkohol oder Sublimatalkohol.

Nach vollendeter Sektion ist der Sarg in Gegenwart des Obduzenten sofort zu verschließen, etwa verspritzte Gewebsflüssigkeit durch verdünntes Kresolwasser unschädlich zu machen, und es sind die zur Sektion benutzten Instrumente durch Auskochen zu reinigen, Tücher, Schwämme usw. zu desinfizieren oder, wenn wertlos, zu vernichten.

1. Aus Mund und Nase hervorgequollene Flüssigkeit.
2. Pusteln und Furunkel der Haut.
3. Drüsensaft, Drüseneiter oder Ödemflüssigkeit aus der Umgebung der Drüse, Drüsenstückchen. Zu gewinnen durch Einschnitt in erkrankte Drüsenpakete, vorzugsweise solche, welche starke entzündliche Durchtränkung des umgebenden Bindegewebes zeigen. Besonders zu achten ist auf blutig infiltrierte Drüsen.

Anmerkung zu 3. In Betracht kommen in erster Linie die Drüsen am Oberschenkel und in der Leistengegend, der Achselhöhle, der Unterkiefer- und Nackengegend sowie des Beckens;

unter Umständen sind auch die Gekröse- und Bronchialdrüsen sowie alle übrigen Drüsengruppen zu untersuchen.

4. Herzblut.

5. Lunge. Abstrich von der Schnittfläche bei ödematöser oder pneumonisch infiltrierter Lunge; Inhalt der Luftröhre und ihrer Verzweigungen; Lungenstückchen.

6. Milz. Abstrich von der Schnittfläche; Milzsaft; Milzstückchen.

7. Gehirn. Krankhaft veränderte Stellen des Hirns und seiner Häute.

8. Herdförmige Erkrankungen der inneren Organe (metastatische Abszesse, Infarkte, Blutungen usw.)

Epidemiologie. Die größte Rolle bei der Verbreitung der Pest spielen die Ratten (Wanderratte, Mus decumanus, Hausratte, Mus rattus und ägyptische Ratte, Mus alexandrinus), und zwar nicht bloß innerhalb der befallenen Ortschaft, sondern vor allem auch durch den Schiffsverkehr. Zum Teil erfolgt die Infektion von Tier zu Tier, indem die Ratten die Kadaver der gestorbenen Tiere fressen; von weit größerer Bedeutung für die Übertragung sind jedoch die Flöhe, die sich hauptsächlich am Halse der Ratten festsetzen. Daher finden sich die primären Bubonen bei der natürlichen Pestinfektion der Ratten gewöhnlich am Halse. Die Pestbazillen vermehren sich im Magen der Flöhe, deren Fäzes ebenfalls virulente Pestbazillen enthalten. — Dauernder und enger Kontakt pestkranker Tiere mit gesunden ruft bei letzteren keine Pest hervor, wenn Flöhe ausgeschlossen sind. Sind aber Flöhe vorhanden, so entsteht eine allgemeine Pestepidemie, die an Schwere mit der Anzahl der vorhandenen Flöhe variiert. Die Pest wird ferner auf gesunde Tiere übertragen, auch wenn gesunde und kranke Tiere von einander isoliert, aber in demselben Raume infizierte Flöhe vorhanden sind. Nach dem englischen Berichte über die Pestforschung in Indien sind lediglich die Flöhe die Überträger der Pest bei der Ratte. — Die Vertilgung der Ratten auf den Schiffen erfolgt durch Einleiten des Regeneratorgases (Gemenge aus Kohlenoxyd, Kohlensäure und Stickstoff) oder des Claytongases (Schwefeldioxyd). — Die Übertragung von Mensch zu Mensch geschieht bei der Lungenpest durch den Auswurf, bei der septikämischen durch die Ausscheidungen; die Form der Drüsenpest ist bei weitem weniger infektiös als die erstgenannten beiden. In den Pesthäusern selbst kann eine Übertragung stattfinden durch das von Ratten, Flöhen oder von Menschen ausgehende Virus, welches mehrere Wochen lebensfähig bleibt. Endlich besteht die Möglichkeit der Verschleppung der Keime durch infizierte Waren und Gebrauchsgegenstände.

3. Untersuchungsmethoden, Gang der Untersuchung.

Die obengenannte „Anweisung zur Bekämpfung der Pest“ enthält darüber folgendes:

II. Gang der Untersuchung. Bei jeder Untersuchung auf Pest ist außer der Untersuchung durch das Mikroskop und die Kultur auf Agar und Gelatine möglichst stets der Tierversuch heranzuziehen. Derselbe ist unerläßlich, wenn es sich um die Feststellung des ersten Falles in einer Ortschaft handelt.

A. Mikroskopische Untersuchung.

Von dem zu untersuchenden Materiale sind zunächst reichlich Deckglaspräparate anzufertigen. Ein Teil derselben wird unfixiert und ungefärbt in einem Deckglasschächtelchen aufbewahrt, um bei etwaiger Nachprüfung des Untersuchungsergebnisses benutzt zu werden. Die anderen Ausstriche werden nach einer der folgenden Färbungsmethoden behandelt und ebenfalls für spätere Nachprüfung aufgehoben.

Färbung: mit Methylenblau—alkalisches Methylenblau nach Löffler, Boraxmethylenblau (5 % Borax, 2 % Methylenblau in Wasser) —, verdünnter Ziehlscher Lösung, Gentianaviolett.

Charakteristische Polfärbung: Trockenpräparate 25 Minuten in absol. Alkohol oder für wenige Sekunden in einer Mischung von Äther und Alkohol zu gleichen Teilen härten, dann mit einem der genannten Farbstoffe färben.

B. Kultur.

1. Fleischwasseragar (0,5 % Kochsalz, 1 % Pepton), schwach alkalisch, nicht zu trocken, zu Platten ausgegossen oder in weiten Reagensgläsern schräg erstarrt; Temperaturoptimum etwa 30°. — Anzuwenden bei Blut und anderem möglichst reinem Untersuchungsmateriale.

2. Blutserum nach Löffler: Rinderserum mit dem 4. oder 5. Teile einer 1 %igen, Traubenzucker enthaltenden, alkalisierten Peptonbouillon, in weiten Röhrchen schräg oder in Platten erstarrt. — Anzuwenden wie Agar.

3. Fleischwassergelatine (0,5 % Kochsalz, 1 % Pepton). Schwach alkalisch, Platten gießen oder Ausstrich auf der Oberfläche der erstarrten Platte. Anwendung in jedem Falle erforderlich, besonders wertvoll bei Material, das mikroskopisch andere Bakterien neben Pestbazillen enthält, z. B. Sputum, Urin, Koth, Leichenteile.

Bei stark verunreinigtem Material ist die Züchtung auf Gelatine bei niederer Temperatur (Eisschrank) zu versuchen.

Aus den Originalausstrichen sind die Pestbazillen rein zu züchten und Reinkulturen derselben auf Agar oder Löfflerschem Blutserum zur Nachprüfung aufzubewahren.

Zur genaueren Bestimmung einer auf den unter 1—3 genannten Nährböden aus verdächtigem Materiale gezüchteten Kultur dient Prüfung auf Beweglichkeit (unbeweglich), Färbung nach Gram (Entfärbung), Züchtung auf Agar mit 3 % Kochsalzgehalt (zur Darstellung der Involutions- und Degenerationsformen), in schwach alkalischer Bouillon (zur Darstellung der Ketten), eventuell Gärungsprobe (keine Gasentwickelung); Tierversuch siehe C; Agglutinationsprobe siehe D.

C. Tierversuch (nur in den vorschriftsmäßig eingerichteten Pestlaboratorien vorzunehmen).

1. Zur Erleichterung der Diagnose:

Impfung von Ratten. Die Impfung geschieht durch Einspritzung von Gewebssaft unter die Haut oder Einbringung eines Stückchens des verdächtigen Materials in eine Hauttasche unter antiseptischen Kautelen. Bei stark verunreinigtem Ausgangsmaterial ist daneben die Verimpfung auf die unverletzte Konjunktiva und die Verfütterung vorzunehmen.

Neben den Ratten können auch Meerschweinchen benutzt werden. Die Impfung derselben geschieht am besten durch Einreiben des zu untersuchenden Materials auf die rasierte Bauchhaut.

2. Zur Bestimmung einer aus verdächtigem Material gezüchteten Reinkultur:

Impfung von Ratten. Die Versuchstiere sind am zweckmäßigsten in hohen in Wasserdampf sterilisierbaren Glasgefäßen mit Drahtumhüllung und fest anschließendem Drahtdeckel mit Watteabschluß unterzubringen. Die Kadaver sind durch Verbrennen oder Auflösen in konzentrierter Schwefelsäure zu vernichten, bzw. durch längere Einwirkung von Wasserdampf sicher unschädlich zu machen, die infizierten Käfige mit den Streumaterialien und Futterresten durch Wasserdampf zu sterilisieren.

Die verendeten Tiere sind unter Beobachtung peinlicher Vorsichtsmaßregeln gegen Verspritzen des Materials zu sezieren. Blut, Milz, Drüsensaft, Peritonealexsudat sind mikroskopisch und kulturell zu untersuchen.

D. Agglutinationsprobe.

1. Zur Bestimmung einer gezüchteten Kultur:

Wirksames Serum immunisierter Tiere wird in den entsprechenden Verdünnungen zu einer frisch bereiteten, möglichst homogenen Aufschwemmung zweitägiger Agarkulturen in Bouillon oder Kochsalzlösung hinzugefügt. Die Beobachtung der eingetretenen Agglutination erfolgt am besten in kleinen Reagensgläsern mit Hilfe der Lupe. Es empfiehlt sich, die Probe mit dem Serum gut durchzuschütteln und dann bei Bruttemperatur ½ Stunde lang ruhig stehen zu lassen. Positiver Ausfall der Reaktion — an dem Auftreten zu Boden sinkender Flöckchen mit Klärung der überstehenden Flüssigkeit erkennbar — spricht mit größter Wahrscheinlichkeit für Pestbazillen.

2. Zur Prüfung des Blutserums eines unter verdächtigen Erscheinungen erkrankt gewesenen Menschen:

In Verdünnung des Serums 1 : 1, 1 : 2, 1 : 5, 1 : 10, in 0,6 %iger Kochsalzlösung wird je eine Öse einer zweitägigen Agarkultur von Pestbazillen auf 1 ccm der Serummischung gut verteilt und gut umgeschüttelt. Die so hergestellten Proben werden, wie bei 1 angegeben, weiter behandelt. Tritt makroskopisch sichtbare Agglutination auf, so handelt es sich mit größter Wahrscheinlichkeit um einen abgelaufenen, in Rekonvaleszenz befindlichen Pestfall. Ein negativer Ausfall der Probe spricht nicht gegen die Diagnose Pest.

Diagnose. Bei kritischer Zusammenfassung des oben gesagten und unter Berücksichtigung der neueren Forschungsergebnisse kommt für die Diagnose hauptsächlich folgendes in Betracht:

Das Untersuchungsmaterial wird beim Lebenden gewonnen aus den frischen Bubonen (Gewebssaft), durch Inzision oder

Punktion, aus den Pusteln, Furunkeln und Karbunkeln durch Einritzen, ferner aus dem pestpneumonischen Sputum, aus dem Abstrich der Rachenorgane und aus dem Blut. In den eitrigen Pestbubonen werden die Pestbazillen meist vermißt, da die Eiterkokken sie bald überwuchern. Bei der Leiche erstreckt sich die Untersuchung in erster Linie auf den Gewebssaft von Drüsen, Milz und Lungen, den Inhalt der Hautpusteln, ferner auf Blut, Schleimabsonderung der Rachenorgane, Galle. Auch ist auf das Vorhandensein von Hämorrhagien und Metastasen zu achten. Bei pestverdächtigen Rattenkadaveren kommt vor allem die Untersuchung der Inguinal-, Submaxillar-, Mesenterial- und Retroperitoneal-Lymphdrüsen sowie von Milz, Leber und Lunge in Frage. — Von diesem Material werden zuerst Deckglasausstrichpräparate gemacht und der charakteristischen Polfärbung unterworfen. Dann folgt das Kulturverfahren auf schwach alkalischen, nicht zu trockenen Agarplatten (Ausstrich) bei 30° und schwach alkalischer Gelatine (Plattengießen und Ausstrich) bei 22°. Bei dieser Temperatur wachsen allein die Pestbazillen gut und rasch, während die Begleitbakterien (Pneumo- und Streptokokken) sich nicht vermehren. Von den verdächtigen Kolonien sind Reinkulturen anzulegen (Agar, Löfflersches Serum) und auf Unbeweglichkeit, Entfärbung nach Gram, Auftreten von Involutions- und Degenerationsformen bei Züchtung auf Kochsalzagar und durch die Agglutinationsprobe zu prüfen. Letztere wird, am besten mit Pariser Trockenserum (Pferd), in der bekannten Weise (vergl. Seite 21) vorgenommen. Die Probe bleibt ½ Stunde im Brütschrank stehen. Dabei ist zu beachten, daß es schwer agglutinierbare (1: 25—50) und leicht agglutinierbare Stämme (1:600) gibt. — Die Serodiagnostik bei Pestkranken ist von untergeordneter Bedeutung, da die Agglutinine erst während der Rekonvaleszenz auftreten, wichtig hingegen die Untersuchung des Blutes auf Pestbazillen, und zwar durch das Kulturverfahren. — Endlich muß der Tierversuch durch subkutane Impfung von Ratten und kutane Infektion von Meerschweinchen (siehe oben) angestellt werden.

Von größter Bedeutung ist die Untersuchung der Rattenkadaver, deren Vorhandensein auf einem aus verdächtigen Gegenden kommenden Schiff zu Pestverdacht Anlaß geben muß. Die Diagnose erfolgt in ähnlicher Weise wie oben angegeben, sie wird aber häufig durch die Fäulnis der Kadaver erschwert.

Nach Mitteilungen von Kister aus dem Hamburger Hygienischen Institut ist das weitere Untersuchungsverfahren dort so, daß mit dem Organsaft, wenn er nach der mikroskopischen Untersuchung zahlreiche pestbakterienartige Polstäbchen enthält, eine orientierende Agglutination im hängenden Tropfen durch Zusatz eines Tropfens verdünnten Pestserums zu einem Tropfen Organsaft ausgeführt wird. „Erscheint nach deren Ausfall der Fall als „verdächtig", so werden mit dem Organ, das die meisten pestverdächtigen Bakterien enthält, Ratten und Meerschweinchen mit abgestuften Mengen geimpft. In der Regel kann sofort nach der makroskopischen und mikroskopischen Untersuchung der betreffenden Rattenkadaver als verdächtig oder unverdächtig bezeichnet und die gestellte Diagnose alsbald durch die weitere Untersuchung (Kultur, Agglutination, Tierversuch) bestätigt werden." In manchen Fällen sind mit der Beurteilung des Falles Schwierigkeiten verbunden. So kann der Tierversuch versagen, wei es sich um avirulente Pestbazillen handelt, die dann besonders auftreten, wenn die Rattenpest im Erlöschen war. Daher kann die amtliche endgültige Diagnose nicht immer von dem Ausfall des Tierversuchs abhängig gemacht werden.

Differentialdiagnostisch in Frage kommen die Erreger der hämorrhagischen Septikämie (z. B. Hühnercholera), die Friedländerschen Kapselbazillen, die Bazillen der Paratyphusgruppe, der Bacillus pseudotuberculosis (siehe diese). Hier muß das Agglutinationsphänomen durch ein hochwertiges Pestimmunserum entscheiden.

Anhang: Hühnercholera.

Erreger der Bazillus der Hühnercholera (Geflügelcholera, Septikämie der Vögel), Bacillus cholerae gallinarum s. avisepticus. Findet sich sehr zahlreich im Blut der erkrankten Tiere, zum Teil innerhalb der Leukozyten, im bluthaltigen Organsaft, in den Sekreten. Wahrscheinlich auch saprophytisches Wachstum in faulendem Material und Erde.

Kleiner, ovaler, auch biskuitförmiger, unbeweglicher geißelloser Bazillus von 0,3—1,0 μ Länge und 0,2—0,4 μ Breite. Auf künstlichen Nährböden zuweilen kokkenähnliches Kurzstäbchen. Gehört mit dem Pestbazillus zur Gruppe der Erreger der hämorrhagischen Septikämien und zeigt wie dieser die charakteristische Polfärbung, besonders bei frisch aus dem Tierkörper gezüchteten Bazillen. In älteren Kulturen Involutionsformen. Keine Sporenbildung.

Färbbarkeit mit allen Anilinfarben. Gramnegativ.

Aerob. Wächst auf allen Nährböden. Auf Gelatineplatten anfänglich kleine, zarte, durchscheinende, weißliche, nicht verflüssigende Kolonien, die später konfluieren. In Gelatinestich Nagelkultur. Auf Agar bei 37° kleine, zarte, tautropfenähnliche Kolonien, auf Blutserum dünner Belag, auf Kartoffeln ebenfalls schwaches Wachstum als zarte Auflagerung. Bouillon wird getrübt, Milch unter Säurebildung koaguliert. Angaben über Indolbildung schwanken. Pathogen für Hühner, Gänse, Enten, Tauben und kleine Vogelarten durch Verfütterung und Hautinfektion. Kaninchen sind ebenfalls sehr empfänglich, weniger Mäuse und Meerschweinchen. Meist akuter Verlauf: auffallende Schlafsucht, Diarrhöe; Tod in 1—3 Tagen. Die Verbreitung findet durch die Fäzes statt.

Die Virulenz des Hühnercholerabazillus ist großen Schwankungen unterworfen; sie wird in den Kulturen herabgesetzt durch Austrocknen, Aufbewahren im Tageslicht, kurzes Erwärmen auf 50°. (Pasteur wies nach, daß durch Impfung mit abgeschwächten Bouillonkulturen von Hühnercholera Hühner gegen die Erkrankung geschützt werden können, daß mithin abgeschwächtes Virus Immunität gegen voll virulentes verleiht, eine Entdeckung, die für die Erkenntnis des Wesens der Immunisierung von höchster Bedeutung geworden ist.)

Influenza.

1. Morphologie, Biologie und kulturelle Eigenschaften des Influenzabazillus. Feinstes Stäbchen, im Durchschnitt 1 μ lang und 0,3 μ breit, unbeweglich, nicht sporenbildend. Oft Diploanordnung, sowohl in Kulturen wie im Ausstrich. In Reinkulturen zuweilen Fadenbildung. Färbbarkeit mit allen Anilinfarben, aber weniger leicht als bei den meistenn anderen Bakterien, daher am empfehlenswertesten Färbung mit verdünntem Karbolfuchsin (1:5—10) oder mit Löfflerscher Methylenblaulösung, 5—10 Minuten. Gramnegaiv.

Wachstum aerob, am besten bei 37°, Grenzen zwischen 26—42°. Kultur nur auf Blutagar im Brütschrank möglich.

Herstellung des Blutagars. Schräg erstarrte Agarröhrchen werden an der Oberfläche mit einigen Ösen steril entnommenen Tauben-, Kaninchen- oder Menschenbluts bestrichen und für 24 Stunden in den Brütschrank bei 37° gebracht, um die verunreinigten Röhrchen auszusondern. Bei Tauben geschieht die Entnahme derart, daß der ausgebreitete Flügel an der Innenseite von den Federn befreit und mit Alkohol und Äther desinfiziert wird. Dann Anstechen der Flügelvene mit einem feinen Messer: das Blut wird unter Vermeidung der Berührung der Hautoberfläche mittels Öse auf der Agaroberfläche verstrichen. — Bei Kaninchen geschieht die Blutentnahme, wie auf Seite 20 angegeben. — Dieselben Erfolge werden erzielt, wenn man das Blut mit dem verflüssigten und auf 45^0 abgekühlten Agar ($\frac{1}{2}$—1 ccm auf 1 Röhrchen) mischt. — Auch kristallinisches Hämoglobin kann verwendet werden.

Die Influenzabazillen wachsen als feine, tautropfenartige Kolonien.

Sie gedeihen auf gewöhnlichem Agar, wenn sie in Symbiose mit anderen Bakterienarten, besonders mit Xerosebazillen, zusammengehalten werden: die letzteren dienen ihnen gewissermassen als Amme. (Neißer).

Resistenz äußerst gering. Kulturen halten sich nur, wenn sie in Zwischenräumen von einigen Tagen auf frische Nährböden übergeimpft werden.

Tierpathogenität scheint nur für Affen zu bestehen.

2. Fundort, Entnahme des Untersuchungsmaterials, Diagnose. Auf der Schleimhaut, zwischen den Epithelzellen, hauptsächlich des Respirationstraktus (Nase, Rachen, Bronchien), im Sputum bei Influenza, im Nasenrachensekret, in den bronchopneumonischen Herden, vielleicht auch im Blut, in der Lumbal- und Gehirnventrikelflüssigkeit.

Zur mikroskopischen Untersuchung des Sputums werden Eiterflöckchen isoliert und vorsichtig, ohne zu quetschen, über mehrere Deckgläschen ausgestrichen. Dann Färbung mit verdünntem Karbolfuchsin und nach Gram. Im Beginn der Erkrankung liegen die Bazillen frei, meist in Nestern, später im Inneren von Leukozyten um den Kern. — Es ist die Beobachtung gemacht worden, daß in den ersten Influenza-Epidemien die Bazillen sich stets in sehr bedeutenden Mengen im Sputum fanden, während sie in den späteren nur äußerst spärlich und im Beginn der Erkrankung aufgefunden wurden. Wegen der großen Menge influenzaähnlicher Bakterien genügt der mikroskopische Nachweis allein nicht, der kulturelle Nachweis ist unter allen Umständen erforderlich. Handelt es sich um Lungensputum, so wird es zunächst durch mehrmaliges Auswaschen in sterilem Wasser von den Beimengungen, die aus dem Rachen oder Munde stammen, befreit, hierauf in Nährbouillon (1 Öse Sputum auf 1 ccm Bouillon) verdünnt und von dieser Aufschwemmung Teilchen auf Blutagar und zur Kontrolle auf gewöhnlichem Agar verrieben. Die Influenzabazillen wachsen auf dem Blutagar, nicht hingegen auf dem gewöhnlichen, während die oft zahlreich vorhandenen influenzaähnlichen Stäbchen sich auch auf letzterem üppig entwickeln. Eine Verdünnung des Sputums in Bouillon ist erforderlich, da andernfalls sich die Influenzabazillen auch auf dem Sputum fortentwickeln und deshalb ein Wachstum auf gewöhnlichem Agar vortäuschen könnten, was fälschlich zu einer Diagnose in negativem Sinne führen würde. Man macht auf den Blutagarplatten mehrere Ausstriche nebeneinander und findet dann nach 24stündiger Bebrütung auf den letzten Strichen die Influenzakulturen in feinen durchscheinenden Tröpfchen, die mikroskopisch untersucht und weiter auf Blutagarröhrchen übergeimpft werden. — Ein üppigeres Wachstum zeigen die Influenza-Bazillen, wenn sie mit 24 Stunden alten, lebenden oder abgetöteten Staphylococcus pyogenes aureus-Kulturen oder mit Xerosebazillen zusammen gezüchtet werden. Auch mit anderen Bakterienarten scheint eine Symbiose zu bestehen. Eine Differenzierung von Pseudo-Influenzabazillen, die sich im Sputum und in brochopneumonischen Herden finden, kann nur durch das Kulturverfahren erzielt werden. Die Kolonien sind weit größer und wachsen auch auf gewöhnlichem Agar. — Dem Influenzabazillus sehr ähnlich ist der bei epidemischer Konjunktivitis beobachtete Koch-Weeksche Bazillus.

Rotz.

1. Morphologie, Biologie, kulturelles Verhalten des Rotzbazillus. Kleine schlanke Stäbchen von 2—3 μ Länge und etwa 0,5 μ Breite, unbeweglich und geißellos, zeigt aber meist starke Molekularbewegung. In gefärbten Präparaten finden sich häufig gefärbte Granula mit ungefärbten Lücken abwechselnd, so daß die Bazillen wie in einzelne Bruchstücke zerfallen aussehen; dies ist besonders der Fall in älteren Kulturen. Zuweilen finden sich Keulen-, Hantelformen und Verästelungen. Keine Sporenbildung.

Färbung in Ausstrichpräparaten mit Löfflerscher Methylenblaulösung oder nach der besonderen, von Löffler angegebenen Methode, die sich auch für Schnitte eignet:

1. Färbung in Löfflerscher Methylenblaulösung 5 Min.
2. Eintauchen in 1 %ige Essigsäurelösung, die durch Zusatz von Tropaeolin in wässeriger Lösung eine reinweingelbe Farbe erhalten hat (hierbei entfärben sich die Zellen, die Kerne werden blasser, die Bazillen bleiben gefärbt).
3. Abspülen in Wasser.

Doppelfärbung von Schnitten nach Unna:

1. Färbung der Schnitte mit Karbolmethylenblau (1,5 g Methylenblau, 10 ccm Alkohol abs. 10,0, 5 %ige Karbolsäure 10 ccm) 10 Minuten.

2. Abspülen in Wasser.

3. Färbung mit konzentrierter wässeriger Tanninlösung und 1 %iger Säurefuchsinlösung zu gleichen Teilen 15 Minuten lang.

4. Entwässern in Alkohol.

Die Rotzbazillen sind gramnegativ.

Wachstum zwischen 25—42°, am besten bei 35—37°, aerob. Nährböden müssen neutral oder schwach alkalisch sein. Glyzerinzusatz (4 %) befördert das Wachstum. Auf Glyzerinagar kleine, weißliche, feuchtglänzende Kolonien, die später gelblich werden. Auf gewöhnlichem Agar ähnliches Wachstum. Auf Blutserum (Pferd, Hammel) gelblichweiße, durchscheinende Kolonien, oft tropfenähnlich. In Bouillon oder Glyzerinbouillon üppiges Wachstum, Trübung. Charakteristisch auf Kartoffeln: gelblicher bis rötlich-bräunlicher, schleimiger oder honigartiger Belag. Doch nicht immer gleichartig und absolut typisch.

Resistenz gering. 1‰ Sublimatlösung tötet in 15 Min., 5 % Karbolsäure in 30 Min., Erhitzung auf 60° in 1—2 Stunden. Bei Austrocknung gehen sie bald zugrunde, in den Kulturen halten sie sich bei geeigneter Aufbewahrung lange.

Pathogen für Pferde, Esel, unter den Laboratoriumstieren hauptsächlich für Meerschweinchen, Kaninchen, Katzen. Beim Menschen kommen Infektionen durch rotzkranke Tiere und im Laboratorium vor; Verlauf akut oder chronisch, meist tödlich. Die Virulenz kann durch Züchtung auf künstlichen Nährböden, durch chemische und physikalische Einflüsse abgeschwächt, durch Tierpassagen wieder gesteigert werden, doch ist es noch nicht gelungen einen Impfstoff von konstanter geringer Virulenz herzustellen. Aus Glyzerinbouillonkulturen wird analog dem Tuberkulin das Mallein hergestellt, welches als Diagnostikum bei Tieren Anwendung findet, indem es in positiven Fällen einige Stunden nach der Injektion die Temperatur um etwa 2° steigert und Schüttelfrost erzeugt.

Von Wichtigkeit für die Diagnose sind die beim Meerschweinchen experimentell hervorzurufenden Krankheitserscheinungen. Bei intraperitonealer Injektion entwickeln sich beim männlichen Meerschweinchen nach etwa 3 Tagen Rotzknötchen und eitriges Exsudat auf den Blättern der Tunica vaginalis des Hodens, der Hoden schwillt an, es erfolgt Eiterdurchbruch. (Sog. Strausche Reaktion). Doch kommt diese Erscheinung auch bei rotzähnlichen Infektionen vor und ist daher nicht absolut spezifisch. Daher sind die gefundenen Bakterien noch weiterhin mikroskopisch, kulturell und durch die Immunitätsreaktion zu prüfen. — Bei subkutaner Infektion des Meerschweinchens entwickeln sich Infiltration, Lymphgefäßentzündung, Schwellung der regionären Lymphdrüsen, Knötchenbildung in Lungen, Leber, Milz. — Auch Feldmäuse sind empfänglich. — Die Spontaninfektion beim Pferde beginnt meist mit Geschwürsbildung in der Nase.

2. Fundort, Untersuchungsmethoden, Diagnose. Der Rotzbazillus ist aus den Schleimhautgeschwüren, Hautpusteln, Lymphdrüsen, eitrigen Exsudaten, Rotzknötchen der inneren Organe zu züchten. — Da die klinische Diagnose der Rotzerkrankung beim Menschen meist eine außerordentlich schwierige ist, so ist der bakteriologische Nachweis von ausschlaggebender Bedeutung. — Untersuchung von Ausstrichpräparaten auf morphologische Eigentümlichkeiten, Anlegung von Kulturen (besonders auf Kartoffel), peritoneale Infektion von Meerschweinchen (Hodenschwellung) und subkutane Impfung (Infiltrat, Lymphdrüsenaffektionen, Rotzknötchen in inneren Organen) mit verdächtigem Material, Gewinnung von Reinkulturen, die durch die Agglutinationsprobe zu identifizieren sind, bei rotzkranken Pferden eventuell Malleinprobe.

Die Identifizierung einer Kultur geschieht durch ein hochwertiges Immunserum, das durch intravenöse Einspritzung von Eseln oder Pferden gewonnen wird. (Der Titer ist oft ein sehr schwankender 1: 3000 — 1: 20000). Die Prüfung des Serums erfolgt mittels einer Testflüssigkeit, die nach Kleine folgendermaßen hergestellt wird: 3—4 Agarkulturen werden bei 60^0 abgetötet, mit je 2 ccm Phenolkochsalzlösung (0,5 % Phenol und 0,85 % Kochsalz übergossen, die Bazillen mit Platinöse abgekratzt; die Aufschwemmungen gießt man zusammen in einen Meßzylinder und füllt mit Phenolkochsalzlösung so weit auf, bis die Flüssigkeit einen schwach milchigen Farbenton hat. Zur Entfernung gröberer Partikelchen wird durch ein dünnes Filter rasch filtriert. Zu dieser Testflüssigkeit wird Serum (1: 10) in verschiedenen Verdünnungen hinzugefügt; in jedem Reagensglas dürfen nicht mehr als 3 ccm Flüssigkeit enthalten sein, da sonst die Deutlichkeit der Agglutination (oder richtiger Präzipitation) leidet. Die Mischungen kommen für 24 Stunden in den Brütschrank; bei positivem Ausfall tritt völlige Klärung der Flüssigkeit ein und der Bodensatz zeigt ein unregelmäßiges sternförmiges (nicht rundes) Aussehen.

Da in den rotzverdächtigen Veränderungen und Sekreten die Bazillen oft zerfallen und daher nicht mehr nachweisbar sind, ist für die Diagnose in allen Fällen das Tierexperiment, das Kulturverfahren und die Prüfung durch die Immunitätsreaktion heranzuziehen.

Tetanus.

Der Tetanusbazillus findet sich im Sekret und Eiter der Infektionsstelle bei Wundtetanus, aber nicht an anderen Stellen oder im Blut und den Organen des Körpers; ferner läßt er sich nachweisen in verschmutzter oder gedüngter Erde, im Kot des Pferdes und Rindes.

Schlankes Stäbchen mit abgerundeten Enden und zahlreichen peritrichen Geißeln, die ihn, wenn er sich unter günstigen (anaeroben) Verhältnissen befindet, beweglich machen. Er bildet endständige rundliche Sporen, wodurch er ein sehr charakteristisches, trommelschlägel- oder stecknadelförmiges Aussehen bekommt. Bildet in Kulturen längere Fäden. Färbbarkeit mit allen Anilinfarben, grampositiv. Die Sporen färben sich meist bei Anwendung der Karbolfuchsinfärbung (1: 5) in geringerem Grade mit. Differenzieren lassen sie sich durch die auf Seite 4 angegebene Sporenfärbung. — Wachstum anaerob, jedoch auch aerob, wenn er mit anderen Bakterien vermischt ist. Temperatur-Optimum 36—37°, untere Wachstumsgrenze 14°. Im Gelatinestich zeigt die Kultur unterhalb der Oberfläche seitliche Verzweigungen in Form eines Bäumchens; es tritt Verflüssigung und Gasbildung ein. Im Agarstich ähnliches Wachstum. Durch die Gasbildung wird die Agarsäule getrennt, es entsteht ein charakteristischer brenzlicher Geruch. Die Entwickelung wird begünstigt, wenn den Nährboden reduzierende Substanzen, z. B. 2 %iger Traubenzucker, zugesetzt werden. — Resistenz der Tetanussporen sehr beträchtlich: Sublimatlösung 1: 1000 tötet in 3 Stunden, Karbosläurelösung, 5 %ig, in 15 Stunden, strömender Wasserdampf in 15 Minuten ab. An Holzsplittern angetrocknet halten sie sich jahrelang. Das Toxin des Tetanusbazillus entsteht durch Sekretion, (es ist also kein Endotoxin) und ruft allein, ohne Bazillen, die Tetanus-Erscheinungen hervor.

Zur Gewinnung von Reinkulturen legt man nach Kitasato von tetanushaltigem Eiter bzw. Wundsekret Agarstrich- und -Stichkulturen an. In Symbiose mit anderen Bakterien wächst der Tetanusbazillus bei 37° in etwa 36 Stunden auch aerob und bildet Sporen. Nach 48 stündigem

Wachstum werden alle vegetativen Formen der Kultur durch 1stündiges Erhitzen im Wasserbade abgetötet, nur die Tetanussporen (eventuell auch andere sehr resistente Sporen) bleiben am Leben. Man impft mit einer Öse der Kultur Röhrchen, gießt Platten, hält sie unter anaeroben Bedingungen und kann nun Reinkulturen erzielen. Um letztere aus Erde zu gewinnen, werden Mäuse subkutan geimpft; erkranken sie an Tetanus, so wird das Material von der Infektionsstelle zur Anlegung von Reinkulturen benutzt. Dieser Versuch mißlingt oft, da die Bazillen des malignen Ödems das Tier vorher töten.

Diagnose am sichersten durch den Tierversuch. Mit dem Wundsekret bzw. Eiter, der mit Bouillon zu verdünnen ist, oder mit exzidierten Gewebsstückchen aus der Umgebung der infizierten Wunde oder mit dem Fremdkörper (Splitter) werden mehrere Mäuse subkutan geimpft. Bei positivem Ausfall treten die bekannten Tetanuserscheinungen auf. Die mikroskopische oder kulturelle Untersuchung des Wundsekrets führt nur selten zum Ziel. — Zum Nachweis der Tetanusbazillen aus Erde bringt man die Proben in Kölbchen mit Bouillon und hält sie 48 Stunden unter Sauerstoffabschluß bei 37° im Brütschrank. Da Tetanus mit anderen Bakterien zusammen auch aerob wächst, so genügt auch ein längeres Bebrüten ohne Sauerstoffabschluß. Dann Filtrieren der Bouillon, in welcher, wenn Tetanus vorhanden war, die spezifischen Toxine enthalten sind. Subkutane Verimpfung der Bouillon auf Meerschweinchen oder Mäuse ruft die charakteristischen Erscheinungen hervor.

Maltafieber.

Die Erreger sind kleine, mehr rundliche unbewegliche, gramnegative Stäbchen. Wachstum auf gewöhnlichem Agar erst nach 8 Tagen als zarte, weißliche, stecknadelknopfgroße Kolonien. Auf Blutagar gedeihen sie besser. Resistenz gering. Tierpathogenität für Affen. Diagnose am sichersten durch Aussaat von Blut auf Agar oder durch Verwendung von Blutagarplatten. Agglutination gibt unsichere Resultate, da auch Normalmenschenblut den Maltafieberbazillus öfters selbst in stärkeren Verdünnungen noch zu agglutinieren vermag.

Infektionen durch den Bacillus pyocyaneus.

Der Bacillus pyocyaneus findet sich zuweilen bei eitrigen Infektionen, besonders des kindlichen Alters, so bei Bronchopneumonie, Otitis media, im blauen Eiter. — Schlankes bewegliches Stäbchen mit einer polaren Geißel. Färbbarkeit mit allen Anilinfarben, gramnegativ. Keine Sporenbildung. Wachstum aerob auf den gewöhnlichen Nährböden. Gelatine wird verflüssigt. Die Kulturen zeichnen sich durch Erzeugung eines Farbstoffes aus, der dem Nährsubstrat ein grünes fluoreszierendes Aussehen verleiht. Durch Ausschütteln mit Chloroform läßt sich ein kristallinischer Farbstoff (Pyozyanin) darstellen. Das aus älteren Kulturen gewonnene Ferment, die Pyozyanase, besitzt bakterizide Wirkung. Der Bacillus pyocyaneus ist pathogen für Mäuse, Meerschweinchen, Kaninchen. Diagnose leicht durch die charakteristische Farbstoffbildung. Doch gibt es auch nicht pigmentbildende Varietäten.

Ulcus molle.

In weichen Schankern finden sich regelmäßig unbewegliche, in Ketten angeordnete, kleine, schlanke Stäbchen (Streptobazillen). Sie lassen sich nachweisen im Ausstrichpräparat von weichen Schankern durch Färbung mit allen Anilinfarben, aber nicht nach Gram. In Schnitten aus exzidierten Hautstückchen vom Rande des Geschwürs färben sie sich mit Löfflerscher Methylenblaulösung (15 Minuten); Abspülen mit Wasser, Trocknen mit Fließpapier, ganz kurzes Eintauchen in Alkohol, Trocknen, Aufhellen in Xylol, Untersuchen in Zedernöl. — Wachstum auf Blutagar (Seite 87) als kleine helle rundliche Kolonien bei Brüttemperatur. Im Klatschpräparat zeigen sich die charakteristischen langen Bazillenketten.

Meningitis cerebrospinalis epidemica.

1. Morphologie, Biologie und kulturelle Eigenschaften des Meningokokkus, Micrococcus (Diplococcus) intracellularis meningitidis. Semmel- oder kaffeebohnenförmige, paarig angeordnete, bisweilen etwas ungleich große Kokken, die öfters zu Tetraden, niemals aber zu Ketten vereinigt sind. Meist intrazellulär, nicht selten

aber auch außerhalb der Leukozyten zu finden. Unbeweglich, keine Sporenbildung.

Er färbt sich leicht mit allen Anilinfarben. Als Kontrastfärbung, wobei die Kokken und Zellkerne sich blau, der Protoplasmaleib der Zellen rot färben, empfiehlt sich für Ausstriche die Methylenblau-Eosinfärbung:

1. Herstellung einer Mischung von Löfflerscher Methylenblaulösung mit gesättigter alkoholischer Eosinlösung im Verhältnis von 30: 10.
2. Färbung ½ Minute.
3. Abspülen mit Wasser.

Er ist stets gramnegativ. Diese Eigenschaft ist für die Differentialdiagnose von großer Bedeutung. (Siehe weiter unten.) Über Färbung nach Gram, siehe Seite 3.

Resistenz der Meningokokken gegen schädigende äußere Einflüsse, Eintrocknen, Sonnenlicht, erhöhte oder niedere Temperatur sehr gering. In den Kulturen sterben sie, wenn sie nicht täglich oder jeden 2. Tag übergeimpft werden, ab. Nach 10—12maligem Umzüchten halten sie sich 6—7 Tage lang. In älteren (48stündigen) Kulturen oft Involutions- und Degenerationsformen: sich stark färbende Riesenkokken und schwach färbbare, unregelmäßig gestaltete Kokken.

Wachstum am besten bei 37°, niemals unter 25°, obere Grenze 42°. Gedeiht fast ausschließlich auf Nährböden, die menschliches genuines Eiweiß enthalten. Der beste Nährboden ist Aszites-Agar (1 Aszitesflüssigkeit, 3 Agar). Zweckmäßig ist ein Zusatz von 1% Maltose. Ferner Wachstum auf Löfflerschem Serum, Blutagar, Hydrozelenagar, Serumagar, Plazentarserumagar. (Siehe Seite 102.) — Auf Aszitesagar crêmefarbene, teilweise mit runden, durchsichtigen Ausläufern versehene Kolonien, bis 1 mm groß, im auffallenden Lichte durchsichtig, unter der Lupe hellgrau, gelblich bis grauweißlich, durchsichtig, mit leicht gelblichem, wenig erhabenem Zentrum und scharfen, runden Rändern. Auf Aszitesserum ½ mm große, durchsichtige, weiße, flache, saftige Kolonien, auf schrägem Aszitesserum dünner, weißlicher, fadenziehender, durchsichtiger Rasen. Auf Löfflerserum flache, gelbliche, schleimigzähe Kolonien. In Aszitesbouillon zuerst leichte Trübung, dann Bildung einer zarten Kahmhaut. Auf gewöhnlichem Agar kein oder nur sehr schwaches Wachstum: Kolonien klein, punktförmig. In Bouillon meist geringe Trübung, Bildung einer Kahmhaut, die später zerfällt und zu Boden sinkt.

Für die Differenzierung der gramnegativen Diplokokken von Wichtigkeit ist die kulturelle Prüfung auf Zuckerlackmusnährböden, welche das Gärungsvermögen der zu untersuchenden Kokken gegenüber verschiedenen Zuckerarten erkennen lassen. — Die Herstellung dieser Nährböden geschieht nach v. Lingelsheim folgendermaßen: man stellt von den auf Vergärbarkeit zu untersuchenden Zuckerarten (Dextrose, Lävulose, Maltose) 10 %ige Lösungen in Lackmuslösung (Kahlbaum - Berlin) her, die in Reagensgläsern zu je 10 ccm im Wasserbad 2 Minuten bei 100° sterilisiert werden. Nach dem Abkühlen Hinzusetzen von 0,5 ccm Normalsodalösung zu je 10 ccm. Von dieser sterilisierten und alkalisierten Zuckerlackmuslösung werden 1,5 ccm zu je 13,5 ccm flüssigem Aszitesagar (1 Teil Aszites, 3 Teile Agar) zugesetzt und der Nährboden in Petrischalen gegossen. Nach dem Erstarren wird eine Öse der zu prüfenden Kultur auf dem Nährboden verteilt. Wenn eine Vergärung der betreffenden Zuckerart erfolgt, wird der blau gefärbte Nährboden in rot verändert. Näheres über das Vergärungsvermögen siehe unten unter Differentialdiagnose.

Die Frage der Toxinbildung des Meningokokkus ist noch unentschieden. Das Vorhandensein eines Endotoxins ist mit Bestimmtheit anzunehmen

Pathogenität für Versuchstiere gering. Bei Meerschweinchen und weißen Mäusen, die nach intraperitonealer Infektion frisch isolierter Stämme eingegangen sind, findet sich in der Peritonealhöhle spärliches, fibrinöses oder eitriges Exsudat, dessen Leukozyten meist mit (teilweise degenerierten) Meningokokken angefüllt sind. Ferner Hämorrhagien der Nebennieren, des Bauchfells, Ödem des Pankreas. Empfänglicher sind Affen, bei denen durch intraspinale Infektion ein der menschlichen Zerebrospinalmeningitis ähnliches Bild hervorgerufen wird. Beim Menschen ist die Eintrittspforte des Erregers wahrscheinlich die Schleimhaut des Nasenrachenraums und der Nasenhöhle, von wo aus er sich auf dem Wege der Lymph- oder Blutgefäße auf die Meningen ausbreitet.

2. Fundort, Entnahme des Untersuchungsmaterials, Epidemiologie. Der Meningokokkus findet sich bei den meisten Fällen von epidemischer Genickstarre in der Zerebrospinalflüssigkeit, oft im Sekret des hinteren Nasenrachenraums bei Kranken und bei gesunden Kokkenträgern, nicht selten auch im Blut während der ersten Stadien der Krankheit, zuweilen bei Rhinitis und eitriger Konjunktivitis; ferner ist er gefunden worden im Bereich der Entzündung der Hirnhäute, längs der Gefäße in Gehirn- und Rückenmarksubstanz, längs der Nervenscheiden von Optikus und Akustikus, bei Eiterungen in Ohr und Auge, in lobär-pneumonischen Herden, im perikardialen Exsudat, bei Arthritiden.

Als Untersuchungsmaterial eignet sich in erster Linie die durch Lumbalpunktion entnommene Zerebrospinalflüssigkeit. Wegen der Gefahr des raschen Absterbens ist das Material ungesäumt zu untersuchen. Läßt sich ein Transport nicht umgehen, so soll das Exsudat bis zur Verarbeitung dauernd warm gehalten werden. — Handelt es sich um die Untersuchung von Rachensekret, also besonders bei Keimträgern, so verwendet man zur Entnahme eine gebogene Sonde von der Form eines Rachenpinsels, deren Ende mit sterilem Wattebausch umwickelt ist. Man geht hinter die Gaumenbogen an die hintere obere Rachenwand, besonders in die Gegend der Rachentonsille. Auch hier ist das Material gleich zu verarbeiten. (Siehe unten). — Zur Blutkultur werden etwa 2 ccm Blut durch Venenpunktion (siehe Seite 11), entnommen, in Aszitesbouillon (1:3) aufgefangen, 24 Stunden bebrütet und auf Aszitesagarplatten ausgestrichen.

Der Meningokokkus findet sich außer bei Genickstarrekranken in der Regel nur bei Gesunden aus nächster Nähe der Erkrankten, selten bei Gesunden, die mit Genickstarrekranken überhaupt nicht zusammengekommen sind. Auf der Höhe der Epidemie beträgt die Zahl der Kokkenträger aus der Umgebung der Kranken oft 50 %, gegen Ende der Epidemien sinkt sie auf 10 % und weniger. Die Dauer, bis zu welcher bei den Trägern der Kokken letztere nachweisbar sind, ist selten länger als 4 Wochen. Einwandfreie Befunde über andauernde Kokkenträger sind bisher nicht gemacht worden. Ein Teil der Träger leidet an einer über die oberen Luftwege, hauptsächlich Nase und Nasenrachenraum, verbreiteten katarrhalischen Entzündung, ein anderer ist frei von jeder Erkrankung. Es kommt erst zur Epidemie, wenn günstige Umstände, vielleicht Witterungseinflüsse, das Vorhandensein zahlreicher Kokkenträger ermöglichen. Das Überstehen einer Meningokken-Pharyngitis gewährt keinen sicheren Schutz gegen Meningitis. Die Krankheit verbreitet sich sprungweise. Es erkranken meist mehrere Familienmitglieder gleichzeitig oder in größeren Intervallen. Der Meningokokkus ist ein obligater Parasit des Menschen. Daher erfolgt nur Übertragung von Mensch zu Mensch, entweder direkt (Kuß, Hände) oder durch indirekten Kontakt (Berührung von Gebrauchsgegenständen, frischem Sputum). Inhalationsinfektion durch Staub wenig wahrscheinlich; Nachweis der Meningokokken im Staub ist noch nicht gelungen.

3. Untersuchungsmethoden. Beim lebenden Menschen wird die durch Lumbalpunktion gewonnene Zerebrospinalflüssigkeit in sterilisierten Zentrifugengläschen aufge-

fangen, zentrifugiert, ein Teil des Bodensatzes auf drei frisch bereitete Aszitesagarplatten verstrichen und für 24 Stunden in den Brütschrank bei 37° gestellt. Von dem übrig gebliebenen Teil des Bodensatzes werden sofort Deckglaspräparate angefertigt zur vorläufigen Diagnose. Färbung, wie oben angegeben und nach Gram. Das Vorhandensein zahlreicher, nach Form, Färbung und Lagerung charakteristischer, gramnegativer Kokken macht die Diagnose wahrscheinlich. Für die Kultur auf Aszitesagar (dem Löfflerserum vorzuziehen) empfiehlt es sich, möglichst große Mengen des Bodensatzes zu verwenden und das übriggebliebene Exsudat noch auf 24 Stunden zwecks Anreicherung in den Brütschrank zu stellen. Bei charakteristischem Wachstum auf den Aszitesagarplatten Untersuchung, ob gramnegative Kokken, Anlegung einer frischen Kultur auf schrägem Aszitesagar, nach 24 Stunden Agglutination (siehe unten).

Von den Rachenschleimhautabstrichen muß die Aussaat sofort vor dem Eintrocknen auf Aszitesagar in 2—3 Verdünnungen erfolgen. Unter Umständen empfiehlt sich ein vorheriges Aufweichen des Wattetupfers in Bouillon.

Da der mikroskopische Nachweis in der Lumbalflüssigkeit wegen der geringen Zahl der Kokken oft schwierig ist, ist (nach Ruge) folgende Anreicherung zweckmässig: man bringt auf sterile Objektträger 6—8 Tropfen Lumbalflüssigkeit, legt jeden Objektträger einzeln in eine Petrischale, läßt die Lumbalflüssigkeit bei Zimmertemperatur eintrocknen (10—12 Std.) und untersucht die durch Anreicherung mikroskopisch nachweisbaren Kokken.

Zur sicheren Identifizierung, hauptsächlich gegenüber der Pseudomeningokokken, ist die Prüfung der Agglutinabilität der aus dem Kranken gewonnenen Kulturen gegenüber einem hochwertigen Immunserum erforderlich. Letzteres wird vom Pferd (oder Kaninchen) durch intravenöse Injektion abgetöteter Meningokokkenkulturen gewonnen und kann vom Berliner Institut für Infektionskrankheiten oder von Merck - Darmstadt bezogen werden. Die Agglutination ist eine vollkommene nach 24 Stunden bei 37°, erfolgt aber bei hochwertigem Serum in der Regel schon nach 2 Stunden. Doch gibt es auch schwer agglutinable Stämme, die erst bei 55° verklumpen. In jedem Falle müssen Kontrollproben mit Normalserum der Tierart, von dem das Immunserum stammt, angesetzt werden, desgleichen mit physiologischer Kochsalzlösung wegen etwa erfolgender Spontanagglutination. Das Immunserum muß bis zu einer Verdünnung von mindestens 1: 100—80 agglutinieren, wenn es für die Identifizierung eines untersuchten Stammes beweisend sein soll. —

Auch die Serodiagnostik mittels Krankenserums muß verwertet werden. Es bilden sich von der zweiten Woche ab im Blut Agglutinine, die in etwa 60% der Fälle nachgewiesen werden können. Der Agglutinationstiter ist meist nicht höher als 1:100. Agglutination bei einer Verdünnung von über 1:50 gilt als beweisend. (Näheres über die Technik der Agglutination siehe unter Typhus abdominalis Seite 11 ff.). An der Leiche werden die Meningokokken aus dem Exsudat der Hirnhöhlen nachgewiesen. Dasselbe wird zentrifugiert und ebenso wie das vom Lebenden untersucht. Doch ist zu beachten, daß die Meningokokken in der Leiche sehr rasch absterben.

Diagnose und Differentialdiagnose. Die Diagnose der epidemischen Zerebrospinalmeningitis ergibt sich zwar meist schon aus den charakteristischen klinischen Symptomen, doch ist eine sichere Abgrenzung gegenüber der eitrigen und tuberkulösen Meningitis nur durch den bakteriologischen Nachweis der Erreger möglich. So finden sich bei den eitrigen Formen in der Zerebrospinalflüssigkeit grampositive, kapseltragende Pneumokokken oder Streptokokken, bei der tuberkulösen Tuberkelbazillen. Daneben ist von Bedeutung, daß bei der epidemischen Meningitis sich vorwiegend polymorphkernige bzw. polynukleäre Leukozyten in der Spinalflüssigkeit finden, bei der tuberkulösen hingegen einkernige Lymphozyten. Zum Nachweis der tuberkulösen Meningitis dient auch der Tierversuch. Ein negativer Befund an Meningokokken kann keinesfalls in negativem Sinne verwertet werden.

Zur Differentialdiagnose gegenüber ähnlichen gramnegativen Kokken wird die oben beschriebene Züchtung auf Zuckerlackmusnährböden angewendet. Nach v. Lingelsheim ergibt sich folgendes Verhalten:

Diplokokkenart	Gärungsvermögen gegenüber:		
	Dextrose	Lävulose	Maltose
Meningokokkus	+	—	+
Gonokokkus	+	—	—
Diplococcus flavus	+	+	+
Diplococcus phar. flavus III	±	—	±
Micrococcus catarrhalis . .	—	—	—
Micrococcus cinereus . . .	—	—	—

(+ bedeutet Vergärung, Rotfärbung des Nährbodens; — keine Vergärung, Wachstum blau; ± Andeutung.)

Hierzu ist noch weiter zu bemerken: 1. Micrococcus catarrhalis. Er zeigt mikroskopisch genau dasselbe Bild, aber kulturell ein ganz anderes Verhalten: wächst schon bei 20° auf gewöhnlichem Agar als dicke, weißliche Kolonie von charakteristischer, zäher, trockener Konsistenz. Es können im Rachensekret auch beide Mikroorganismen zusammen vorkommen. Näheres siehe unter Micrococcus catarrhalis. 2. Gonokokkus. (Seite 101). Mikroskopisch nicht, kulturell nur dadurch unterschieden, daß er noch höhere Ansprüche an die Nährböden stellt und auf gewöhnlichem und Serumagar überhaupt nicht wächst. Wichtig sein negatives Gärungsvermögen gegenüber Lävulose und Maltose. 3. Diplococcus crassus. Zum Teil grampositiv, ähnliches Wachstum wie der Meningokokkus, aber schon bei 20°. Kolonien kleiner, fester, graubräunlich. 4. Diplococcus mucosus. Färbung, Lagerung wie beim Meningokokkus. Kolonien auf Aszitesagar grauweiß, durchscheinend, stärker gewölbt, saftig. Auch auf gewöhnlichem Agar und Gelatine üppig wachsend. Ist als einziger der gramnegativen Kokken pathogen für Mäuse. 5. Micrococcus cinereus, etwas plumper als der Micrococcus catarrhalis; Kultur auf Aszitesagar zarter, charakterisiert durch die Farbstoffbildung. 6. Diplococcus flavus, ebenfalls durch die Bildung eines gelben Pigments unterschieden. 7. Pseudomeningokokken zeigen als Eigenschaften der Meningokokken außer der Agglutination.

Micrococcus catarrhalis.

1. Morphologie, Biologie, kulturelles Verhalten. Gleicht mikroskopisch vollkommen dem Meningokokkus, ist wie der Gonokokkus oft paarig angeordnet. Gramnegativ. Er wächst im Gegensatz zum Meningokokkus auf gewöhnlichem Agar als zarter, festhaftender Belag. Auf Blutagar bildet er gelblich-weiße, nicht konfluierende Kolonien. Gelatine, auf der er nur schwach wächst, wird nicht verflüssigt; in Bouillon am 2. Tage Trübung und Bodensatz. Die Kulturen sterben leicht ab und müssen nach einigen Tagen übergeimpft werden. Charakteristisch ist sein Verhalten in bezug auf Vergärung von Zuckerlackmusnährböden (siehe Seite 99). Tierpathogenität gering.

2. Fundort im Sekret bei katarrhalischen Affektionen des Nasenrachenraums, der Bronchien.

3. Differentialdiagnose. Der Mikrococcus catarrhalis ist deshalb von besonderer Bedeutung, weil er wegen seines häufigen Vorkommens im Nasenrachenraum-Sekret die Diagnose Meningitis vortäuschen kann. Daher sein kulturelles Verhalten gegenüber dem Meningokokkus, insbesondere auch in bezug auf Vergärung von Zuckerlackmusnährböden, von Wichtigkeit. Ferner ist er durch den Agglutinationsversuch zu unterscheiden.

Gonorrhoe.

1. Morphologie, Biologie und kulturelles Verhalten des Gonokokkus. Diplokokken, die zusammen die Form einer Semmel oder einer Kaffebohne haben. Die Einzelkokken sind etwa doppelt so lang als breit; ihre Länge beträgt ungefähr 1,5 μ. Meist intrazellulär in größerer Menge um die Kerne der Leukozyten gelagert, nicht selten auch auf den Epithelzellen. Bei der chronischen Gonorrhoe, bei welcher die Gonokokken weit spärlicher gefunden werden, liegen sie zum größten Teil extrazellulär zu Häufchen vereinigt. Färbbarkeit mit allen Anilinfarben; am häufigsten werden Methylenblaulösungen und Löfflersches Methylenblau angewendet. Als Doppelfärbung empfiehlt sich zum Zweck der Differenzierung der Gonokokken von den Zellbestandteilen die Doppelfärbung nach Pick - Jacobsohn oder nach A. Neißer:

Zur ersteren wird eine Mischung von 15 Tropfen Karbolfuchsin und konzentrierter alkoholischer Methylenblaulösung in 20 ccm Aq. dest. verwendet. Die Färbedauer beträgt 8—10 Sekunden.

Bei der zweiten geschieht die Färbung mit gesättigter alkoholischer Eosinlösung unter Erwärmen einige Minuten, Absaugen des Eosins mit Fließpapier. Nachfärben mit gesättigter alkoholischer Methylenblaulösung ¼ Minute, Abspülen mit Wasser.

Das Gramsche Verfahren, dem sich gegenüber die Gonokokken negativ verhalten, ist besonders wertvoll zur Differenzierung gegenüber anderen grampositiven Kokken. Bei Anwendung einer Gegenfarbe, z. B. Fuchsin, nehmen die entfärbten Gonokokken dieses an, während die übrigen Kokken blau gefärbt bleiben.

Zur Züchtung sind die gewöhnlichen Nährböden, auch das Löfflersche Blutserum nicht zu verwenden; am meisten geeignet ist menschliches Blutserum. Temperaturoptimum 36°. Folgende Nährböden sind am gebräuchlichsten:

1. Menschenblutserumagar nach Wertheim. 1 ccm flüssiges, auf 40° erwärmtes Menschenserum (Gewinnung aus Plazenten) wird mit gonorrhoischem Eiter gemischt; vom Originalröhrchen werden 2 Verdünnungen in Serum angelegt; zu jedem Röhrchen werden 2 ccm flüssigen, auf 40° abgekühlten Agars hinzugefügt. Das Gemisch wird in Schälchen gegossen und in den Brütschrank gestellt.

2. Aszitesagar nach Kiefer. Glyzerinagar (3,5 % Agar, 5 % Pepton, 2 % Glyzerin, 0,5 % Kochsalz) verflüssigt, auf 50° abgekühlt, mit der gleichen Menge Aszitesflüssigkeit gemischt und in Schälchen gegossen. Impfung mit dem Untersuchungsmaterial in fraktionierter Aussaat. (Statt des Glyzerinagars kann auch gewöhnlicher Agar genommen werden.)

3. Schweineserum - Nutrose - Nährboden nach Wassermann. Es werden im Kölbchen 15 ccm Schweineserum, 40 ccm Wasser, 2 ccm Glyzerin, 0,8 g Nutrose gemischt und unter Schütteln gekocht 15 Minuten. Am folgenden Tage wird das Kochen 15 Minuten lang mehrmals wiederholt. Vor dem Gebrauch wird die Mischung auf 50° erwärmt, mit flüssigem 2 %igem Peptonagar versetzt, in Schälchen gegossen und beimpft. (Der Nutrosezusatz setzt die Gerinnungsfähigkeit des Serums herab.)

Die Gonokokkenkolonien erscheinen nach 24 stündiger Bebrütung zart, tautropfenähnlich, fein granuliert, grau bis leicht bräunlich, von zäher Beschaffenheit, die in der Tiefe gelegenen brombeerartig, weißlich.

Als flüssiger Nährboden dient Aszitesbouillon, die nicht getrübt wird. Es bildet sich eine Oberflächenschicht, die später zu Boden sinkt.

Resistenz der Gonokokken äußerst gering.

Der Gonokokkus bildet ein Endotoxin, das sich aus den Filtraten von Aszitesbouillonkulturen gewinnen läßt und bei Tieren (Kaninchen, Meerschweinchen) Infiltrate und Nekrosen erzeugt.

Tierpathogenität besteht im übrigen nicht.

2. Fundort. Hauptsächlich im gonorrhoischen Sekret, reichlich in frischen Fällen, sehr spärlich hingegen bei der chronischen Gonorrhoe (siehe oben), in den Tripperfäden des Urins, im Sekret bei Erkrankungen der weiblichen Sexualorgane, bei der Vulvovaginitis kleiner Mädchen, im Sekret der Rektalgonorrhoe, der Conjunctivitis gonorrhoica, auch auf den Herzklappen bei Endocarditis gonorrhoica und im Blut nachgewiesen.

3. Diagnose und Differentialdiagnose. Der frisch entnommene Trippereiter wird in dünner Schicht auf Deck-

gläschen oder, wenn, wie in chronischen Fällen, nur wenige Gonokokken vorhanden sind, auf Objektträgern ausgestrichen. Intrazelluläre, gramnegative Diplokokken in typischer Lagerung können mit Sicherheit als Gonokokken angesprochen werden. In chronischen Fällen empfiehlt es sich, durch Injektionen von Höllensteinlösung die Harnröhrenschleimhaut zur Sekretion anzuregen, womit gewöhnlich auch eine Vermehrung der nur sehr spärlich vorhandenen Gonokokken verbunden ist. Zur sicheren Differenzierung von anderen gramnegativen Diplokokken, wie sie z. B. öfters im Bindehautsack vorkommen, ist unter allen Umständen das Kulturverfahren heranzuziehen. Dies gilt ganz besonders auch für die gerichtsärztlichen Fälle. Gelingt die Züchtung auf gewöhnlichem Agar und Löfflerserum, so handelt es sich nicht um Gonokokken. Zu beachten ist, daß nur ganz frisches Untersuchungsmaterial verwendet werden darf, da die Gonokokken rasch zugrunde gehen. — Vom Meningokokkus unterscheidet er sich durch das Unvermögen des Wachstums auf Löfflerserum und Serumagar und das negative Gärungsvermögen gegenüber Lävulose und Maltose auf Zuckerackmusnährböden. (Seite 99).

Staphylokokken-Infektionen.

1. Morphologie, Biologie und kulturelle Eigenschaften der Staphylokokken. Rundliche oder mehr ovale Kokken von variabler Größe, in Kulturen meist in Traubenform, im Organismus oft als Diplokokken angeordnet. Unbeweglich, zeigen aber meist starke Molekularbewegung. Viele bilden Farbstoffe. Keine Sporenbildung. Färbbarkeit mit allen Anilinfarben, grampositiv.

Wachstum am besten bei Sauerstoffzutritt, im übrigen fakultativ anaerob. Temperaturoptimum 30—35°, gedeiht aber auch gut bei Zimmertemperatur. Auf Gelatine kleine kreisrunde, verflüssigende Kolonien, auf Agar dicker, nach dem Rande zu sich verjüngender, gekörnter Belag. In Bouillon Trübung und starker Bodensatz, desgleichen in Peptonwasser. Nach der Fähigkeit der Farbstoffbildung werden als Varietäten unterschieden der Staphylococcus albus, aureus, citreus. Bei Sauerstoffabschluß und längerer Fortzüchtung geht die Fähigkeit der Farbstoffbildung verloren.

Tierpathogenität gering. Am leichtesten sind noch Kaninchen zu infizieren durch intravenöse, intrapleurale und intraperitoneale Injektion. Auch osteomyelitische Prozesse können hervorgerufen werden.

Beim Menschen entstehen Hautabszesse, Phlegmonen, Osteomyelitis. Doch muß betont werden, daß die meisten Arten harmlose Saprophyten und daß die parasitären Formen, wie sie aus den Krankheitsprodukten gezüchtet werden, nur sehr spärlich in der Außenwelt verbreitet sind.

Resistenz trotz mangelnder Sporenbildung eine sehr beträchtliche sowohl gegen Desinfektionsmittel (Abtötung durch Sublimat- oder Karbolsäurelösung in 10 Minuten) als gegen Erhitzung (80° tötet in 1 Stunde) wie auch gegen Austrocknung.

Toxinbildung. Die pathogenen Staphylokokken erzeugen in Bouillonkulturen Hämolysine, die im bakterienfreien Filtrat imstande sind bei Brüttemperatur Blutkörperchen und Hämoglobin aufzulösen. Diese Eigenschaft fehlt den nicht pathogenen Arten. Sie erzeugen ferner ein Gift, das (bei Kaninchen) die Leukozyten schädigt und auflöst, das Leukozidin. Dies Gift wird am einfachsten gewonnen in dem Pleuraexsudat intrapleural geimpfter Kaninchen. Endlich wirken die Giftstoffe der Staphylokokken chemotaktisch (die Leukozytenauswanderung befördernd) und nephrotoxisch (z. B. bei der Amyloiderkrankung der Nieren).

2. Fundort. Die pathogenen Staphylokokken kommen vor in allen lokalen Eiterungen in Abszessen, Phlegmonen, bei Pyämie, in osteomyelitischen Herden sowie bei Mischinfektionen (Tuberkulose, Diphtherie). Als Saprophyten finden sie sich auf der Haut, auf den Schleimhäuten, in den offnen Körperhöhlen, an Kleidern.

3. Diagnose. Darstellung aus Eiter in Ausstrichpräparaten, Färbung mit Anilinfarbstoffen und nach Gram. Bei Züchtung Verdünnung des Eiters mit Bouillon und Anlegung von Kulturen in den üblichen Verdünnungen. Tierexperiment (Kaninchen). Auf Blutagarplatten (steriles Blut auf Agar ausstreichen oder mit flüssigem, auf 50° abgekühltem Agar mischen bis zu schwach rötlicher Farbe) Kolonien mit hellem Hof. Auch durch die Agglutination mit einem Serum, das von Kaninchen gewonnen wird, die mit Agarkulturen intravenös vorbehandelt waren, können die pathogenen Staphylokokken von den nicht pathogenen differenziert werden.

Streptokokken-Infektionen.

1. Morphologie, Biologie und kulturelle Eigenschaften der Streptokokken. Mehr oder weniger rundliche Kokken, die in längeren oder kürzeren Kettenver-

bänden zusammenhängen (Streptococcus longus und brevis). Die primär aus Krankheitsprodukten gezüchteten Streptokokken zeigen stets längere Ketten von mehr als 12 Gliedern. Im Körper häufig als Diplokokken, zuweilen Andeutung von Kapselbildung. Unbeweglich, keine Sporenbildung. Auf künstlichen Nährböden Involutionsformen, länglich und schwer färbbar.

Färbbarkeit mit allen Anilinfarben, grampositiv.

Wachstum der pathogenen Arten am besten bei Luftzutritt, doch auch fakultativ anaerob. Temperaturoptimum 37°. Auf Gelatine schlechtes Wachstum, keine Verflüssigung. Auf Agar tautropfenähnliche, nicht konfluierende Kolonien. Traubenzuckerzusatz wirkt fördernd. Besonders gutes Wachstum in flüssigen Substraten wie menschlichem Blutserum, Aszitesflüssigkeit rein oder mit Bouillonzusatz. — Die in ihren biologischen Erscheinungen abweichenden Formen sind nicht als verschiedene Arten, sondern nur als Varietäten zu betrachten. Nach ihrem Verhalten auf Blutagar (2 Menschenblut, 5 Agar) unterscheidet Schottmüller 3 Typen: 1. den Streptococcus longus pyogenes seu erysipelatos, er bildet Kolonien mit hellem Hof (Hämolyse), ist tierpathogen und findet sich besonders bei schweren Infektionen. 2. den Streptococcus mitior seu viridans; er bewirkt nicht Hämolyse, erzeugt aber ein grünes Pigment, ist nicht tierpathogen und findet sich bei leichteren Infektionen. 3. den Streptococcus mucosus; er bewirkt keine Hämolyse, aber graugrüne Färbung des Nährbodens, zeigt schleimiges Wachstum, ist selten (im Nasenrachenraum, bei Otitis media, bei Pneumonien), tierpathogen und schwer fortzüchtbar. Vergleiche Pneumokokkus.

Resistenz gegen Desinfektionsmittel gering. Erhitzen auf 70° tötet in einer Stunde. Gegen Austrocknung zeigen sie sich sehr widerstandsfähig, besonders in Blut und anderen eiweißhaltigen Substanzen. — In den Kulturen halten sie sich nicht länger als 10 Tage.

Tierpathogenität schwankend, meist gering. Als Versuchstiere kommen hauptsächlich Kaninchen in Betracht. Bei manchen Stämmen genügen minimale Mengen einer Bouillonkultur, um bei subkutaner Injektion tödliche Sepsis zu erzeugen. Weniger virulente rufen Erysipel hervor. Auch weiße Mäuse sind empfänglich.

Beim Menschen erzeugen die Streptokokken eine Reihe verschiedenartiger Infektionen, denen eine Neigung zu allgemeiner Ausbreitung zukommt. Sie sind die Erreger des Erysipels, der Sepsis, der Puerperalerkrankungen und finden sich bei Mischinfektionen (Lungentuberkulose, Scharlach, Diphtherie, Pocken u. a.).

Bezüglich der Giftwirkung ist die Frage, ob es sich um die Sekretion von Toxinen oder um Endotoxine handelt, noch unentschieden. Offenbar kommt die Wirksamkeit nur im lebenden Körper zur Geltung. Ferner äußert sie sich in der Bildung von Hämolysinen.

Die Agglutination mittels agglutinierender Sera wurde verwertet für die Differenzierung verschiedener Streptokokkenvarietäten; doch ist ihre allgemeine Verwendung wegen der Schwierigkeit der Herstellung gleichmäßiger Kokkenaufschwemmungen nur eine beschränkte geblieben.

2. Fundort bei Sepsis im Blut, bei Erysipel in Lymphspalten der Haut (Exzision oberflächlicher Hautstückchen, Ausstrichpräparat oder Härtung und Einbettung), im Sputum bei Streptokokkenpneumonien, auf den Schleimhäuten, bei Angina auf den Mandelabstrichen. — Die Blutentnahme erfolgt, wie auf Seite 11 angegeben, durch Venenpunktion.

3. Diagnose. Der mikroskopische Nachweis geschieht durch Färbung von Deckglaspräparaten nach den üblichen Methoden; auch müssen die Streptokokken grampositiv sein (nichtpathogene sind oft gramnegativ). Ferner Kultur auf Traubenzuckeragar, eventuell Tierversuch (subkutane Impfung von Kaninchen mit Bouillonkulturen, intraperitoneale Impfung von Mäusen). Handelt es sich um Gewinnung von Reinkulturen aus Blut, so wird das frisch entnommene Blut mit Agar gemischt, so daß auf jedes Röhrchen 1 ccm Blut kommt, und zu Platten ausgegossen. Ein Teil des Blutes wird für Impfzwecke in Bouillon bebrütet, ein anderer aufgestellt, bis das Serum sich abgesetzt hat, welches in Mengen von $\frac{1}{2}$ ccm Mäusen intraperitoneal eingespritzt wird.

Pneumonie.

a) Pneumokokkus. (Diplococcus pneumoniae lanceolatus Fränkel.)

1. Morphologie, Biologie, kulturelle Eigenschaften. Diplokokken, meist lanzett- oder kerzenflammenförmig, mit der Basis aneinanderliegend, mit den Spitzen abgewandt. Diese Form ist aber typisch meist nur vorhanden bei unmittelbar aus dem Organismus (Sputum, entzündliche Produkte) gewonnenen Mikroben. An ihnen läßt sich auch eine deutliche, breite Kapsel, die das Kokkenpaar umschließt, nachweisen; dieselbe fehlt meist in den Kulturen, auch finden

sich in ihnen mehr runde als lanzettartige Formen, sowie Bildung kurzer Ketten. Unbeweglich, keine Sporenbildung.

Färbbarkeit mit allen Anilinfarben, grampositiv. Die Kapsel wird entweder nach Johne (S. 3) gefärbt oder in folgender Weise:

1. Ausstrichpräparat aus der Peritonealhöhle (Kaninchen, Maus).
2. Lufttrocknen. (Nicht in der Flamme fixieren.)
3. Färben mit wässeriger Methylenblaulösung 3 Minuten unter leichtem Anwärmen.
4. Abspülen mit Wasser.
5. Färben mit verdünnter Karbolfuchsinlösung 1 : 10, 15 Sekunden.
6. Abspülen mit Wasser. In Wasser untersuchen. (Zedernöl oder Kanadabalsam läßt die Kapseln verschwinden.)

Wachstum auch unter anaeroben Verhältnissen auf allen Nährböden, die schwach alkalisch sind. Temperaturoptimum 37 °, Wachstumsgrenze 25—42 °. Zusatz von Blut, Serum, Aszitesflüssigkeit begünstigt seine Entwickelung. Auf Agar kleine zarte, gekörnte, öfters gelblich-bräunliche, auf Blutagar (S. 87) üppigere Kolonien. Hier tritt eine grünliche Verfärbung des Nährbodens ein; auch bleiben die Kulturen einige Wochen lebensfähig, während sie sonst schon nach einigen Tagen absterben. Im Agarstich Entwickelung längs des Impfstichs. In Bouillon Trübung und krümeliger Bodensatz. Auf Serumagar (1 : 2) gutes Wachstum.

Resistenz gegen Desinfektionsmittel, Erhitzen, Eintrocknen gering, wesentlich größer dagegen bei Eintrocknung in Blut oder Sputum. In den Kulturen muß er durch 2—3-tägiges Überimpfen und häufigere Tierpassagen (Mäuse) lebensfähig erhalten werden.

Tierpathogenität. Am empfänglichsten sind Kaninchen und Mäuse. Die Infektion kann intraperitoneal und subkutan erfolgen, es können Bouillonkulturen oder pneumonisches Sputum, mit Bouillon oder Kochsalzlösung auf die Hälfte verdünnt, verwendet werden. Letzteres Verfahren wird benutzt, um aus frischem Material Reinkulturen zu gewinnen. Je nach dem Grade der Virulenz treten Allgemeinerscheinnugen unter dem Bilde der Sepsis oder örtliche Affektionen auf.

Beim Menschen spielt der Pneumokokkus nicht bloß in der Ätiologie der Pneumonie eine Rolle, sondern er ist auch beteiligt an den Infektionen anderer Organe (Meningitis, Peritonitis, Konjunktivitis, Otitis media, Perikarditis, Endokarditis, Angina u. a.).

Die Agglutination mittels hochwertiger agglutinierender Sera gelingt bei Mischung von Bouillonkulturen mit unverdünntem Immunserum; es tritt eine starke Quellung und spätere Zusammenballung der Pneumokokken ein. Doch hat dieser Versuch keine diagnostische Bedeutung.

2. Fundort: pneumonisches Sputum, Blut bei Pneumonie, zuweilen im Exsudat bei Meningitis, Otitis media, Peritonitis, Konjunktivitis, Ulcus serpens corneae, Angina, bei metapneumonischem Empyem. Häufig auch im normalen Sputum.

3. Diagnose und Differentialdiagnose. In den Ausstrichpräparaten aus dem pneumonischem Sputum lassen sich bei Färbung mit verdünntem Karbolfuchsin meist zahlreiche Diplokokken nachweisen; auch erscheint die Kapsel in der Regel als deutlich sichtbare Hülle bei Färbung mit verdünntem Karbolfuchsin oder Löfflerscher Methylenblaulösung. Die charakteristische Form und Kapsel lassen keinen Zweifel an der Diagnose. Andernfalls sind Impfungen von Mäusen oder Kaninchen vorzunehmen. Das Untersuchungsmaterial, z. B. Sputum, wird auf die Hälfte mit Bouillon oder Kochsalzlösung verdünnt und Mäusen in eine Hauttasche an der Schwanzwurzel, Kaninchen subkutan oder intraperitoneal eingebracht. Der Tod erfolgt dann meist innerhalb von 48 Stunden unter den Erscheinungen der Septikämie; das Blut enthält Pneumokokken in Reinkultur. — Ferner gelingt der kulturelle Nachweis, wenn man verdünntes Sputum usw. auf Agarplatten ausstreicht; durch Zusatz von Blut, Serum oder Aszitesfüssigkeit zum Agar wird das Wachstum wesentlich beschleunigt. — Für Blutuntersuchungen ist es notwendig, mehrere ccm zu entnehmen, in Kölbchen mit Serumbouillon durch 12 stündige Bebrütung anzureichern und diese auf Agarplatten ev. mit Serumzusatz auszustreichen.

Die Differentialdiagnose gegenüber den Streptokokken geschieht nach Neufeld und den auf dessen Beobachtungen sich aufbauenden Untersuchungen von Levy durch die Feststellung, ob die Pneumokokken in Bouillonkulturen, wenn ihnen die gleiche Menge 5—10 % iger Lösung von Gallensalzen (taurocholsaures Natrium von Merck-Darmstadt) zugesetzt wird, aufgelöst werden. Die Pneumokokkenkultur erscheint, da sie aufgelöst wird, vollkommen klar, während Kontrollröhrchen (Pneumokokkenkultur und sterile Nährbouillon) getrübt bleibt. Die gleiche Reaktion zeigt auch der Streptococcus mucosus, nicht aber die anderen Streptokokkenarten (vgl. S. 105). Die Blutagarplatte (S. 87) dient zur Differenzierung des Streptococcus longus, welcher Hämolyse zeigt, während der Pneumokokkus (ähnlich dem Streptococcus mitior und mucosus) einen grünlichen Farbstoff bildet.

b) Pneumobazillus (Bacillus pneumoniae Friedländer). Findet sich in selteneren Fällen, besonders bei der Bronchopneumonie meist in Gemeinschaft mit anderen Bakterien. Ferner zuweilen bei Pleuritis, Meningitis, Otitis, Zystitis sowie auf der normalen Schleimhaut des Mundes, Rachens, der Bronchien.

Unbewegliches kurzes Stäbchen, das, besonders im Tierkörper, von einer deutlichen Kapsel umgeben ist; sind mehrere Stäbchen kettenförmig hintereinandergelagert, so umschließt sie eine gemeinschaftliche Kapsel. Letztere färbt sich, wenn auch in geringerem Grade, mit. Keine Sporenbildung. Färbbarkeit mit den gewöhnlichen Anilinfarben, gramnegativ. — Wächst auf den gewöhnlichen Nährböden. Auf Gelatine knopfartige, porzellanähnliche, nicht verflüssigende Kolonien; im Gelatinestiche als charakteristische Nagelform. Ähnlich auf Agar. Kulturen meist von schleimiger Beschaffenheit. Auch bei Luftabschluß findet Wachstum statt. In Trauben- und Milchzuckernährböden Gas- und Säurebildung. — Resistenz ziemlich beträchtlich. Pathogenität gering, am meisten für Mäuse und Meerschweinchen. Er kann hier, ebenso wie beim Menschen, Septikämie hervorrufen.

Die Diagnose ist nicht schwierig, da er im Sputum durch die charakteristische Kapsel ausgezeichnet ist. Auch gelingt die Kultur leicht auf den üblichen Nährböden bei gewöhnlicher Temperatur. Nachweis aus dem Blut ähnlich wie beim Pneumokokkus.

Ähnliche Kapselbazillen sind bei Rhinosklerom und Ozaena (Abel) nachgewiesen.

Micrococcus tetragenus.

Findet sich in der Wand von tuberkulösen Kavernen (Mischinfektion), in Abszessen, zuweilen auch im normalen Speichel.

Die Kokken sind zumeist in Gruppen zu vieren vereinigt und von einer gemeinsamen, schwach sich mitfärbenden Kapsel umgeben. Färbbarkeit mit allen Anilinfarben, grampositiv. Sie wachsen auf den gebräuchlichen Nährböden, auch fakultativ anaerob, am besten bei Brüttemperatur. Auf Gelatine an der Oberfläche runde, grauweißliche, nicht verflüssigende Kolonien, in der Tiefe kleinere Pünktchen. Auf Agar dicker, schleimiger, weißlicher Belag.— Pathogen für weiße Mäuse, auch für Meerschweinchen.

Die Diagnose wird gesichert durch den Nachweis der charakteristischen Anordnung der Kokken, die Kapsel, welche sich deutlich im Tierkörper, angedeutet in den Kulturen, findet, die kulturellen Eigenschaften, die Pathogenität für weiße Mäuse. Im Sputum können sich ähnliche saprophytische Kokken finden. Von der Sarzine unterscheiden sie sich durch ihre Anordnung zu vieren, während die Sarzinen sich nach allen Seiten teilen und daher ein warenballenartiges Aussehen zeigen.

Typhus recurrens.

Erreger ist die im Blut zu Beginn und während des Fiebers reichlich vorhandene Spirochaete Obermeieri, eine lebhaft bewegliche, schraubenförmig gewundene, durchschnittlich 20 μ, lange Spirille; ihre Wirkungen sind viel flacher als die der Spirochaete pallida. Züchtung nicht gelungen, dagegen Übertragungsversuche mit spirochätenhaltigem Blut auf Affen. Nachweis durch Untersuchung eines frisch entnommenen, mit gleicher Menge physiologischer Kochsalzlösung verdünnten Tropfen Blutes im hängenden oder flach ausgebreiteten Tropfen. — Im Deckglaspräparat sehr zu empfehlen Färbung nach Giemsa (S. 122). — Zur Extraktion des Hämoglobins ist es zweckmäßig, das Präparat 10 Sekunden lang in 2—5 % ige Essigsäure zu legen. Färbbarkeit auch mit allen Anilinfarben, gramnegativ. — Ferner kann das Burrische Tuscheverfahren angewendet werden (S. 113).

Syphilis.

1. Morphologie und Biologie der Spirochaete pallida. Die Spirochaete pallida gehört ihren Eigenschaften nach zu den Protozoen. Sie zeigt sich ungefärbt im hängenden Tropfen (Gewebsflüssigkeit) oder unter dem Deckgläschen als bewegliche, zarte, schwach lichtbrechende, korkzieherartig gewundene Spirille. Ihre Ortsbewegung ist nicht sehr groß: es handelt sich mehr um eine Rotation um die Längsachse, Vor- und Rückwärtsgleiten und Beugebewegungen des ganzen Körpers. Die Länge variiert sehr, sie beträgt 4—10—20 μ,

die Dicke höchstens 0,25 μ. Ihre Enden sind zugespitzt und mit geißelartigen Fortsätzen versehen. Die Windungen, deren Zahl je nach der Länge der Spirochäten sich auf 6 — 20 beläuft, sind steil, scharf, regelmäßig, sägezähnähnlich: die Windungslänge wird auf 1—1,2 μ, die Windungstiefe auf 1—1,5 μ angegeben. Der Querschnitt der Spirochäten ist nicht rund, sondern etwas flach; eine undulierende Membran ist nicht nachgewiesen. Die Untersuchung ungefärbter Präparate geschieht zweckmäßig mit der Dunkelfeldbeleuchtung. Als Untersuchungsmaterial dient der durch Schaben gewonnene Gewebssaft („Reizserum"), oder durch Einstich entleerter Drüsensaft.

Die Syphilisspirochäte soll in zwei wesentlich verschiedenen Formen auftreten können: 1. als „forme hélicoide", die gewöhnliche, spiralig gewundene Form; 2. als „forme ramollie", d. h. zerknitterte, sehr unregelmäßig gestaltete, wenig starre Form. Letztere erscheint mit zunehmendem Alter der Infektionen immer häufiger und verdrängt die gewöhnliche Form. Ferner werden Typen beschrieben, die Schlingen, Schleifen, Bündel und Geflechte bilden und andere, die an einem oder an beiden Enden knopfartige Auftreibungen zeigen. Wahrscheinlich handelt es sich bei diesen abweichenden Typen um Degenerationsformen. Im Lumen der Lymph- und Blutgefäße und überall im Gewebe, wo sich der Spirochätenleib unbehindert entfalten kann, herrscht, solange die Zahl der Spirochäten eine geringe ist, die typische Form vor. In Infiltrationen dagegen, zwischen den Epithelzellen und überhaupt an Stellen, wo die Spirochäten in engen Zwischenräumen liegen, geht die Regelmäßigkeit der Gestalt in den Windungen um so mehr verloren, je zahlreicher die Spirochäten angehäuft sind. — Im Körper finden sich die Spirochäten im Lumen der Gefäße, in den Wänden der Blut- und Lymphgefäße, im veränderten Bindegewebe, besonders im perivaskulären, ferner sehr häufig innerhalb des Zellkörpers (Epithelzellen, mononukleäre und polymorphkernige Leukozyten). Bei hereditärer Lues ist die Leber oft mit Spirochäten geradezu überschwemmt, die sowohl innerhalb wie außerhalb der Zellen gelegen sind.

Die Teilung der Spirochäten beginnt am Geißelpol: die Spirochäte verliert ihre spiralige Form und erscheint unregelmäßig gewunden. Erst wenn die beiden neuen Individuen nur noch mit dem Hinterende zusammenhängen, nehmen sie die Korkzieherform wieder an. — Von verschiedenen Autoren sind Körnungen und kernhaltige Gebilde innerhalb des Spirochätenleibes beobachtet worden; die hellen Lücken im Körper der Spirochäten werden für Ansammlung von Achromatin angesehen, während das Chromatin in einer meist homogenen Form den übrigen Körper der Spirochäte, die von einem starren Periplast umgeben ist, anfüllt.

Die Färbbarkeit der Spirochaete pallida ist gering; mit den gewöhnlichen Methoden gelingt die Färbung nicht. Gramnegativ.

Nach den Angaben von Schaudinn und Hoffmann geschieht die Färbung am zweckmäßigsten mittels der fertigen und haltbaren Giemsa-Lösung von Grübler-Leipzig. Die sorgfältig gereinigten Deckgläschen (vgl. S. 29) werden mit einem dünnen Ausstrich Reizserum vom Rande unbehandelter Schanker oder Papeln beschickt. Die Färbung geschieht folgendermaßen:

1. Härtung des lufttrockenen Ausstrichs 15—20 Minuten in Alkohol absolutus.
2. Verdünnung der Farblösung mit Aq. dest. in weitem graduiertem Maßgefäß unter Umschütteln (1 Tropfen auf 1 ccm Wasser). Es ist vorteilhaft, das Wasser vor dem Farbstoffzusatz mit 1—10 Tropfen 1 % iger Kaliumkarbonatlösung zu versetzen.
3. Übergießen des Präparats mit der frisch verdünnten Lösung. Färbedauer 1 Stunde.
4. Abwaschen mit scharfem Wasserstrahl. Trocknen.

Statt mit Alkohol kann die Härtung zweckmäßig auch mit Osmiumdämpfen erfolgen, da hierdurch die Spirochätenform am wenigsten verändert wird.

Eine Schnellfärbung der Spirochäten läßt sich durch Erhitzen der Farblösung erzielen. Das Ausstrichpräparat wird nach Härtung in Osmiumsäuredämpfen mit der, wie oben angegeben, verdünnten, kochenden Giemsalösung übergossen, die Lösung 2 Minuten auf dem Deckglas belassen und das Übergießen je nach dem Grade der erzielten Färbung 2—3 mal wiederholt.

Zum Nachweis der Spirochaete pallida im Gewebe dient die von Hoffmann modifizierte Methode Levaditis:

1. 1—2 mm dicke Organscheiben werden 24 Stunden in Formalinlösung (1 : 9) fixiert.
2. Übertragung in 96 % igen Alkohol für 15 Stunden.
3. Überführung in Aq. dest. 15 Minuten, bis die Stücke sinken. Wechseln des Wassers erforderlich.
4. Die an feinen weißen Zwirnfäden aufgehängten Stücke kommen in eine jedesmal frisch zu bereitende Mischung von 90 ccm 1,5 % iger Silbernitratlösung und 10 ccm reinsten Pyridins; sie verbleiben darin 3 Stunden bei Zimmertemperatur und eine weitere Stunde im

Paraffinschrank bei 45—50° (dunkle Flasche mit Glasstopfen).

5. Dann werden sie direkt in folgende, jedesmal unmittelbar vor dem Gebrauch anzufertigende Reduktionsmischung gebracht: 90 ccm 4 %ige Pyrogallollösung werden mit 10 ccm reinen Azetons gemischt und zu 85 ccm dieser Mischung 15 ccm Pyridin hinzugefügt; hierin bleiben die Stücke bei Zimmertemperatur über Nacht (dunkle Flasche mit Glasstöpsel).
6. Schnelles Einbetten in Paraffin. Schneiden. Untersuchung der Schnitte ohne weitere Färbung. Die Spirochäten erscheinen schwarz.

Die geißelartigen Fortsätze der Spirochaete pallida werden entweder nach der Löfflerschen Methode dargestellt oder noch deutlicher mittels des von Forest angegebenen Verfahrens: Fixierung in Osmium- oder Formalindämpfen, Färbung mit Giemsalösung (10—15 Tropfen auf 10 ccm Aq. dest.) 12—16 Stunden. Während der letzten halben Stunde wird die Farbflüssigkeit gerade bis zum Dampfen erwärmt (nicht kochen). Abspülen in fließendem Wasser 2 Minuten.

Mittels des Burrischen Tuscheverfahrens (Lösung flüssiger chinesischer Tusche von Grübler-Leipzig in Aq. dest. und Mischung dieser Lösung mit dem Reizserum) ist die Spirochaete pallida ebenfalls mit großer Klarheit und in einfacher Weise darzustellen. An dünnen Ausstrichen lassen sich auch die geißelartigen Gebilde wahrnehmen.

Eine Züchtung der Spirochaete pallida auf den gewöhnlichen Nährböden ist bisher nicht gelungen. Dagegen erzielte Levaditi durch Einnähen von Zelloidinsäckchen, die lebende Syphiliserreger enthielten, in die Bauchhöhle von Affen reichliche, wenn auch unreine Kulturen von Spirochäten, die mit der spezifischen Syphilisspirochäte die größte Ähnlichkeit besaßen, aber jeder pathogenen Eigenschaft entbehrten. Schereschefsky verwendete zur Züchtung Röhrchen mit halbstarr koaguliertem Pferdeserum, in deren Tiefe spirochätenhaltiges Material unter Beobachtung der für die Anaerobenzüchtung notwendigen Kautelen versenkt wurde: vom 6. Tage ab erfolgte ein Wachstum der Spirochäten vom Typus der Pallida. Mühlens gewann auf diese Weise durch mehrmaliges Fortzüchten Reinkulturen, die ähnlich wie die Zahnspirochäten, anaerob wachsen. Indes erwiesen sich die gezüchteten Spirochäten als nicht tierpathogen.

Die Pathogenität des Syphilisvirus für höhere Affen ist zuerst von Metschnikoff und Roux sicher nachgewiesen. Krankheitserscheinungen, Dauer der Inkubation, histologische

Veränderungen und Vorkommen der Spirochäten entsprechen im ganzen den Befunden beim Menschen. Auch gelingt es, die Syphilis weiterhin von Affe zu Affe zu überimpfen. Die Spirochätenbefunde sind jedoch spärlicher als beim Menschen. — Von andern Tierarten ist es bisher nur beim Kaninchen gelungen, durch Übertragung syphilitischen Materials in die Hornhaut und vordere Augenkammer typische Veränderungen mit Spirochäten hervorzurufen.

Die Immunität bei Syphilis charakterisiert sich im wesentlichen als eine Hautimmunität; sie beginnt erst am 14. Tage nach der Infektion sich zu entwickeln und ist selbst nachher eine vollkommene, so daß auch späterhin noch Impfeffekte geringen Grades erzielt werden. Durch die aktive Immunisierung ist es bisher nicht möglich gewesen, bei Tieren mittels subkutaner oder peritonealer Injektion prophylaktische oder therapeutische Erfolge zu erzielen. Versuche, eine Abschwächung des syphilitischen Virus durch Anwendung chemischer oder physikalischer Mittel oder mit Hilfe der Tierpassage zu erzielen, sind ebenfalls erfolglos geblieben. Auch passive Immunisierung durch Serumbehandlung hat beim Menschen und bei Tieren versagt.

2. Fundort, Entnahme des Untersuchungsmaterials. Zuerst im Jahre 1905 von Schaudinn in frischem Gewebssaft einer sekundär-syphilitischen Papel, bald nachher als regelmäßiger Befund bei allen syphilitischen Produkten auch kongenitaler Lues nachgewiesen. Die Spirochaete pallida findet sich im Primäraffekt, in den sekundär-syphilitischen Effloreszenzen, besonders zahlreich in den Papeln, ungleichmäßig und spärlich im Drüsensaft, in sehr geringer Zahl im Blute. Auch bei tertiärer Lues ist sie nur ganz vereinzelt anzutreffen. Die Spirochaete pallida findet sich ferner bei hereditärer Syphilis in den erkrankten Organen von Säuglingen und mazerierten Früchten. Auch im Mekonium und in der luetischen Plazenta kommt sie vor. Endlich wird die Spirochäte auch bei experimentell erzeugter Affensyphilis, wenn auch in geringerer Zahl, gefunden.

Die Entnahme des Untersuchungsmaterials bei Sklerosen und Papeln geschieht zweckmäßig derart, daß nach Abwaschen mit steriler Kochsalzlösung durch vorsichtiges Schaben, z. B. mit der Kante des Deckgläschens ein seröses, nur wenig rote Blutkörperchen enthaltendes Sekret („Reizserum") gewonnen wird, das gewöhnlich zahlreiche Spirochäten enthält. Da letztere hauptsächlich im Gewebssaft vorkommen, so werden sie durch stärkere Blutung hinweggeschwemmt; daher ist letztere zu vermeiden. Das Hervorsickern des Reizserums kann durch Aufsetzen von Bierschen Glassaugekappen verstärkt bzw. beschleunigt werden. Hatte bereits eine örtliche Behandlung der syphilitischen Effloreszenzen stattgefunden, so muß erst eine Entfernung jener Substanzen stattfinden und einige Tage gewartet werden, ehe das gewonnene Reizserum einer Untersuchung unterworfen wird. — In dem Gewebssaft der Lymphdrüsen, der durch Punktion aspiriert wird, finden sich die Spirochäten nur sehr unregelmäßig; der Saft muß rein gewonnen werden, er darf weder Blut noch gröbere Gewebspartikel enthalten. Durch leichten Druck und Massage der Drüse wird die Absonderung des Gewebssaftes befördert. — Im Blut gelingt der Nachweis verhältnismäßig selten. Es wird empfohlen, mindestens 1 ccm aus einer Vene oder dem Ohrläppchen zu entnehmen, mit der zehnfachen Menge $\frac{1}{3}$ %iger Essigsäure zu verdünnen, zu zentrifugieren und den Bodensatz zu untersuchen.

Differentialdiagnose. An der Oberfläche der Haut und der Schleimhäute, sowie in ulzeriertem Gewebe kommen verschiedene Spirochäten vor, die zu Verwechselungen mit der Pallida führen können. Jedoch zeichnet sich diese durch ihre charakteristischen steilen regelmäßigen Windungen, durch ihre Feinheit und schwere Färbbarkeit (schwach rot bei der Giemsafärbung) so sehr aus, daß sie bei einiger Übung durch die mikroskopische Untersuchung von allen anderen unterschieden werden kann. In erster Linie kommt für die Differentialdiagnose in Betracht die Spirochaete refringens, die sich sehr häufig in ulzeriertem Gewebe findet. Sie ist länger und bedeutend dicker als die Pallida, lebend stärker lichtbrechend, hat 3—15 ungleichmäßige, weite, flache, sich bei Bewegungen veränderte Windungen, lebhaftere Bewegung und färbt sich bei Giemsafärbung blauviolett. Gramnegativ wie die Pallida. — Der Erreger der Framboesia tropica, einer der Syphilis ähnlichen Infektionskrankheit, die Spirochaete pallidula oder pertenuis ist morphologisch der Pallida sehr ähnlich. Als Unterschiede werden angegeben: Abgeplatteter Körper mit undulierender Membran, keine Geißeln, flachere, unregelmäßige Windungen, haken- oder ösenförmige Enden. — Die Erreger der Spirillose der Gänse, die Spirochaete anserina und der Hühnerspirillose, die Spirochaete gallinarum gleichen morphologisch fast vollkommen der Spirochaete Obermeieri (s. d.).

Serumdiagnostik der Syphilis. Sie beruht auf der von Bordet und Gengou gemachten Entdeckung, daß manche Antigene (z. B. Extrakt aus der Leber syphilitischer Kinder, welches reichlich Syphilisspirochäten enthält), wenn sie mit ihren spezifischen, homologen Antikörpern (z. B. mit dem Blutserum syphilitischer Menschen) in Berührung kommen, ein hinzugesetztes Komplement (frisch gewonnenes nicht inaktiviertes, d. h. nicht durch halbstündiges Erhitzen auf 56^0 seines Komplements beraubtes Meerschweinchenserum) zu binden (fixieren, abzulenken) vermögen. Um festzustellen, ob und wieviel Komplement gebunden ist, wird ein hämolytisches System verwendet. Findet eine Bindung (Ablenkung) des Komplements statt, so ist dasselbe nicht mehr imstande, das hämolytische System zur Auflösung zu bringen, es tritt Hemmung ein, die Blutkörperchen lösen sich nicht auf, die Mischung färbt sich nicht gleichmäßig rot, sondern bleibt ungefärbt oder färbt sich nur wenig unter Bildung eines mehr oder weniger dicken roten Bodensatzes. Das hämolytische System setzt sich zusammen aus einer Aufschwemmung von Hammel- (oder Rinder-) Blutkörperchen und einem spezifischen hämolytischen Immunserum, das durch Vorbehandlung von Tieren (Kaninchen) mit dem Blut der anderen Tierart (Hammel, Rind) gewonnen ist (Ambozeptorserum). Das letztere muß (ebenso wie das Patientenserum) durch halbstündiges Erwärmen auf 56^0 inaktiviert sein. — Nur dann vermag das Ambozeptorserum hämolytisch zu wirken, d. h. die roten Blutkörperchen aufzulösen, wenn freies Komplement vorhanden ist. War aber bei der Mischung des Antigens mit dem Antikörper, falls dieser homolog und spezifisch ist (also bei luetischem Serum), eine Bindung (Ablenkung) des Komplements eingetreten, so ist das Gemisch (Antigen, Antikörper und Komplement) nunmehr nicht mehr imstande, das hämolytische System zur Auflösung zu bringen (Hemmung).

Dieses von Wassermann, Neißer und Bruck für die Syphilisdiagnose in die Praxis eingeführte Methode, die sog. Wassermannsche Reaktion, ist indes für Syphilis nicht absolut spezifisch, da auch andere Antigene, z. B. alkoholische Organextrakte normaler Menschen oder Tiere (Meerschweinchenherzen) positive Ergebnisse liefern. Aber sie ist für Syphilis ganz charakteristisch und daher für die praktische Diagnostik durchaus brauchbar.

Folgende Flüssigkeiten usw. sind erforderlich:

1. Das Serum des Patienten. Wegen seines Komplementgehaltes, der den Versuch störend beeinflussen könnte, muß es durch halbstündiges Erwärmen auf 56^0 inaktiviert werden. Das Blut wird gewonnen durch Punktion einer Vene in der Ellenbeuge, nachdem der Oberarm mit einer Gummibinde umwickelt ist. Das aus der Hohlnadel abfließende Blut wird in Menge von mindestens 5 ccm in sterilen,

starkwandigen Glasröhrchen aufgefangen. Anti- bzw. aseptisches Verfahren wie bei jeder Operation. Nach Entfernung der Nadel wird die Oberarmbinde gelöst, der Arm gehoben, die Stichöffnung mit Mull und Heftpflasterstreifen verschlossen. — Statt des Serums wird event. Spinalflüssigkeit verwendet. Betreffs der Gewinnung des Krankenserums, das vollkommen klar sein muß, vgl. S. 13.

2. Als Antigenlösung dient der wässerige Leberextrakt syphilitischer Föten. Das Organ wird entweder frisch verwendet oder nach Aufbewahrung in gefrorenem Zustande, fein verrieben, mit der fünffachen Menge physiologischer Kochsalzlösung versetzt, die 0,5 % Karbolsäure enthält. Weiterhin Extrahieren mehrere bis zu 24 Stunden im Schüttelapparat und Zentrifugieren oder Aufbewahren im Eisschrank bis zur Klärung. Die für den Versuch notwendigen Mengen des Extrakts werden vor dem Gebrauch event. noch einmal filtriert.

(Auch der alkoholische Extrakt normaler Meerschweinchenherzen liefert die gleiche Reaktion; die Ergebnisse sind aber nicht so sichere und gleichmäßige; daher ist dieses Antigen dem Luesextrakt nicht als gleichwertig anzusehen.)

3. Das für den Versuch notwendige Komplement ist enthalten in dem frischen, an demselben Tage entnommenen Serum normaler Meerschweinchen. — Vor jedem Versuch ist eine Austitrierung des Komplementserums erforderlich. Hierzu werden in einer Reihe von Röhrchen je 1 ccm Hammelblutaufschwemmung mit entsprechender Menge Ambozeptorserum (s.unten) gemischt; dann Zusatz des Komplementserums in zunehmenden Verdünnungen (fallenden Dosen); Verdünnung mit Kochsalz auf das gleiche Volum (etwa 2,5 ccm), Einstellen der Röhrchen für 2 Stunden in den Brütschrank (37 °). Die Verdünnungen des Komplementserums erfolgen in ähnlicher Weise, wie auf S. 21, 22 angegeben. — Für den Versuch wird das fünffache der Grenzdosis des Komplements, bei welcher eben noch vollkommene Hämolyse eintritt, benutzt.

Für das hämolytische System sind erforderlich:

4. Eine 5 % ige Emulsion von Hammelblutkörperchen in 0,85 % iger Kochsalzlösung. Das defibrinierte Blut wird in 5 % iger Aufschwemmung mit Kochsalzlösung zentrifugiert und ausgewaschen (vom Serum befreit), und dies dreimal wiederholt.

5. Das Ambozeptorserum. Es wird gewonnen durch Vorbehandlung von Kaninchen mit der unter 4. beschriebenen Blutkörperchenemulsion (intraperitoneale Injektion mit

stumpfer Kanüle von 4 ccm der Flüssigkeit, steigend mit Intervallen von mehreren Tagen bis zu 10 ccm). Das Ambozeptorserum wird durch halbstündiges Erwärmen auf 56 ° inaktiviert und muß genau austitriert sein. Die Titerbestimmung geschieht derart, daß in eine Reihe von Reagensgläschen 1 ccm Hammelblutaufschwemmung mit 0,1 ccm Komplementserum und absteigenden Mengen des inaktivierten Ambozeptorserums gemischt werden. Die Serumverdünnungen geschehen in der auf S. 21, 22 angegebenen Weise. Der Inhalt der Röhrchen wird auf etwa 2,5 ccm durch Zusatz von Kochsalzlösung gebracht. Dann 2 Stunden bei 37 ° gehalten [1]). Als Kontrolle dient ein Röhrchen ohne Zusatz von Ambozeptorserum. Für den Versuch wird die doppelte Dosis der niedrigsten Menge des Ambozeptorserums, bei welcher eben noch deutliche Lösung eintritt, verwendet.

Das Luesextrakt darf allein (ohne Serumzusatz) keine Hemmung der Hämolyse geben; ist dies doch der Fall, so muß es entsprechend verdünnt werden. Es muß ferner darauf geprüft werden, ob es nicht auch mit normalem (nicht luetischen) menschlichen Serum Hemmung gibt, und ob es mit sicher luetischem Serum (das auf die Hälfte zu verdünnen ist) Hemmung gibt. Nur Antigene, welche diese Bedingungen erfüllen, sind zu verwenden.

Der Versuch geschieht nun folgendermaßen:

In eine Reihe kleiner Reagensgläschen werden 0,2 ccm Patientenserum mit 0,2 ccm Luesextrakt und 0,1 ccm Komplement gefüllt und die Mischungen eine Stunde lang bei 37 ° in den Brütschrank gebracht, damit bei Berührung des Antigens mit dem spezifischen Antikörper eine Fixierung des Komplements sich vollziehen kann. Hierauf wird das hämolytische System hinzugefügt, nämlich 1 ccm der Hammelblutkörperchenemulsion und von dem hämolytischen Serum (Ambozeptorserum) die doppelte Menge der noch vollkommene Hämolyse erzeugenden Dosis (s. unter Nr. 5). Hierauf werden die Röhrchen mit Kochsalzlösung gleichmäßig bis auf ein Volum von 2,5 ccm gefüllt und für 2 Stunden in den Brütschrank gebracht. — Als Kontrollen sind Versuche mit sicher luetischem und mit nicht luetischem Serum anzustellen, ferner mit nicht luetischen Extrakten, sowohl bei dem Patienten —, wie bei dem sicher luetischen Serum. Endlich ist das Auftreten der Hämolyse nachzuweisen, sowohl bei Fortfall des Luesextrakts und des Patientenserums als auch des Patientenserums allein. — Hemmung

---

[1]) Diese Zahlenangaben sind teilweise entnommen der „Technik der serodiagnostischen Methoden“ von Paul Th. Müller, auf welches Buch hierdurch besonders verwiesen wird.

der Hämolyse, d. h. Bindung oder Ablenkung des Komplements darf nur bei dem sicher luetischen Serum und bei luetischem Patientenserum erfolgen; in allen anderen Proben muß vollkommene Hämolyse eintreten. Nur komplette Hemmungen sind beweisend; inkomplette Hemmungen indes haben ebenfalls einen diagnostischen Wert, sie finden sich öfters im Beginn der Erkrankung, bei syphilisverdächtigen Fällen und solchen, die unter dem Einfluß einer antisyphilitischen Behandlung stehen. — Nicht syphilitisch infizierte Menschen geben die Reaktion niemals. Sie ist aber gefunden worden bei Fällen von Scharlach, Malaria, Lepra, Frambösie (s. S. 115) und Karzinom.

Malaria.

Die Erreger der Malariakrankheiten des Menschen sind einzellige, einen kernartigen Hauptteil führende Protoplasmakügelchen (Plasmodien); sie gehören zu den Protozoen (Sporozoen, Hämosporidien). Die Malariaparasiten befallen die roten Blutkörperchen, zehren sie, an Größe allmählich zunehmend, auf und setzen dabei die Substanz der roten Blutkörperchen in Pigment um. Drei, morphologisch und biologisch abweichende, Arten sind zu unterscheiden:

1. Der Erreger der Febris tertiana, das Plasmodium vivax.
2. Der Erreger der Febris quartana, das Plasmodium malariae.
3. Der Erreger der Febris tropica, das Plasmodium immaculatum.

Der Entwickelungsgang der Malariaparasiten ist ein ungeschlechtlicher und ein geschlechtlicher: Die ungeschlechtliche, endogene Entwickelung, Schizogonie, geschieht im Blut des Menschen, des Zwischenwirtes; die geschlechtliche, exogene, Sporogonie, in dem Magen und Darm einer Stechmückenart, Anopheles. Hier gehen aus den Dauerformen die Geschlechtsformen Gameten (Sphären) hervor und zwar die männlichen, Mikrogametozyten und die weiblichen, Makrogameten. Durch Befruchtung entstehen innerhalb eines Zeitraumes von 10 Tagen durch eine Reihe von Zwischenstufen hindurch die Sichelkeime, die auf dem Wege der Zirkulation in die Speicheldrüse der Mücke und weiter durch Stich in das menschliche Blut gelangen.

Nachweis der Malariaplasmodien im menschlichen Blut. Zur Herstellung des Blutpräparats taucht man in das aus

Diagnostische Tabelle des Blutbefundes

im gefärbten

Form	Höhe des Fieberanfalls	24 Std. nach dem Anfall	36—40 Std. nach dem Anfall
Tertiana	In den ersten Stadien meist junge eiförmige Parasiten von 1/6 Größe des Erythrozyten, dann in Ringform, oft mit knopfartiger Verdickung an einer Seite, **Siegelringform (kleiner Tertianaring)** von 1/3—1/2 Größe des Erythrozyten. **Erythrozyten vergrößert,** blaß.	Große, schwarzpigmentierte Ringe (**große Tertianaringe**). Ferner unregelmässige, pigmentierte, amöbenähnliche Formen. **Erythrozyten** auf das **Doppelte vergrößert.** abgeblaßt.	Keine Ringe mehr. Parasit erscheint als rundliche oder unregelmässige, stark pigmentierte Scheibe.
Quartana	Form des Parasiten wie bei der Tertiana. **Erythrozyten nicht vergrößert,** nicht blaß.	Parasit von **bandartiger** Form, sich verbreiternd, pigmentiert, im Innern des **nicht vergrößerten,** nicht abgeblaßten **Erythrozyten.**	
Tropica	Kleine, feine, scharf begrenzte Ringe mit knopfförmiger Verdickung an einer Seite von 1/6 Größe des Erythrozyten (**kleine Tropenringe**), sich allmählich vergrößernd (**mittlere Tropenringe**), gegen Ende des Anfalls die Größe bis zu 1/2 des Erythrozyten erreichend (**große Tropenringe**). Letztere zeigen an der dem Knopf gegenüberliegenden Seite eine sichelförmige Verdickung. Erythrozyten nicht vergrößert, bisweilen geschrumpft.	In den fieberfreien Stadien: große Tropenringe, nach mehreren Fieberanfällen auch Halbmonde.	

der Stichwunde austretende Blutströpfchen eine Kante des Deckgläschens und streicht damit in einem Zuge über die Fläche mehrerer sehr sauberer Deckgläschen oder eines Objektträgers. Dann Trocknenlassen an der Luft (nicht über der Flamme) und Fixieren in Alkohol und Äther āā 10—30 Minuten. — Wenn beim Vorhandensein sehr spärlicher

bei den drei Formen der Malaria

Präparat.

48 Std. nach dem Anfall	
Im Parasiten, der den Erythrozyten ganz ausfüllt, ballt sich das Pigment in der Mitte; aus dem übrigen Teil bilden sich 15—25 **eiförmige Teile (Maulbeerform,** morula). Dann Zerfall in kleine ovale Parasiten (Merozoiten), die in Erythrozyten eindringen und einen neuen Fieberanfall auslösen.	[Nach mehreren Anfällen kommen während aller Stadien als Geschlechtsformen (Gameten) **rundliche Scheiben** bis zur doppelten Größe eines Erythrozyten vor.]
Verbreiterung des bandförmigen Parasiten bis zu $^3/_4$ Umfang des Erythrozyten.	72 Std. nach dem Anfall Beginn der Teilung des Parasiten in 8 (—12) radiär angeordnete junge Parasiten (**Gänseblümchenform**), die in Erythrozyten eindringen und einen neuen Fieberanfall auslösen. [Gameten kleiner als bei der Tertiana, höchstens bis zur Größe eines Erythrozyten.]

Teilungsformen (ähnlich wie bei der Tertiana) werden im Blute **nicht** beobachtet; nachweisbar nur in inneren Organen (Ausstrichpräparate aus Milz, Knochenmark, Gehirn).
[Gameten kommen erst nach mehreren Fieberanfällen in Form der **Halbmonde** vor, meist außerhalb der Erythrozyten und $1^1/_3$ mal so lang wie diese. Seltener sind kleine rundliche Gameten. Über Geißelkörper s. S. 123.]

Plasmodien die Untersuchung einer größeren Menge Blutes erforderlich ist, so verstreicht man (nach Ruge) einen großen Blutstropfen in dickerer Schicht auf den Objektträger, läßt das Präparat lufttrocken werden und legt es für einige Minuten in eine Mischung von 2 % Formalin und 1 % Essigsäure, wodurch Fixierung und Aufhellung des Hämoglobins erfolgt.

1. Einfache Färbung mit der Mansonschen Borax-Methylenblaulösung (Methylenblau Höchst 2, Borax 5, gelöst in kochendem Wasser 100). Man gießt für den Gebrauch einige Tropfen in ein Reagensglas und füllt soviel destilliertes Wasser nach, bis die Lösung eben anfängt durchscheinend zu werden. Eintauchen des Präparats für 10—15 Sekunden in die Farblösung, bis es grünlich gefärbt erscheint, Abspülen in Wasser, Trocknen. Blutkörperchen grünlich. Kerne und Malariaparasiten blau.

2. Chromatinfärbung nach Giemsa mittels „Giemsas Farblösung zur Erzielung der Romanowskyfärbung". (Diese Methode eignet sich vortrefflich für die Differenzierung des Chromatins in den Malariaparasiten und färbt zugleich die Parasiten sowie die Blutkörperchen in charakteristischer Weise.) Die Färbung beruht auf der Wirkung des Methylenazurs, welches sich bei der Zersetzung des Methylenblaus bildet und sich mit dem Eosin verbinden kann: „Rot aus Methylenblau". Giemsa hat eine gebrauchsfertige, haltbare Lösung hergestellt, deren Zusammensetzung folgende ist: Azur II (Methylenazurchlorhydrat und Methylenblau Höchst āā) 0,8 g und Azur II-Eosin 3,0 g in Glyzerin Merck 125 g gelöst und Methylalkohol Kahlbaum 375 g hinzugefügt. — Bei der Färbung dürfen nur säurefreie Gefäße und säurefreies Wasser verwendet werden. — Von der eben genannten Giemsalösung (zu beziehen von Dr. Grüber-Leipzig) wird 1 Tropfen auf je 1 ccm destilliertes Wasser zugesetzt und die frisch bereitete Lösung auf das in einem Schälchen liegende Ausstrichpräparat gegossen, welches in der oben beschriebenen Weise fixiert worden ist. Es empfiehlt sich, das zur Mischung verwendete Wasser auf 30—40^{0} anzuwärmen. Das Präparat bleibt 10—15 Minuten in der Farblösung, wird dann mit scharfem Wasserstrahl abgespült, zwischen Fließpapier getrocknet und in Immersionszedernöl eingebettet und untersucht. — Die Malariaparasiten erscheinen blau, das Chromatin rot, die roten Blutkörperchen rosa bis rotviolett, die Leukozyten graurot bis blau, ihre Kerne lila oder violett, zuweilen mit roten Pünktchen, die Blutplättchen dunkelviolett.

Die Untersuchung des frischen Blutes im ungefärbten Präparat geschieht derart, daß eine ganz kleine Öse des Blutes in einem auf den Objektträger gebrachten Tropfen 0,85 % iger Kochsalzlösung verteilt und alsdann ein Deckgläschen darüber gebreitet wird. Die sich von den Erythrozyten deutlich abhebenden Parasiten zeigen oft amöboide Bewegung, am lebhaftesten bei der Tropica. Im feucht gehaltenen Blutstropfen (Umziehung des Deckgläschens mit Vaselin) lassen sich bisweilen auch die Geißelkörper, die von den Gameten zeitweise ausgestoßen werden, beobachten. Häufiger findet sich dies Phänomen im Mückenmagen. Für die Diagnose ist die Anfertigung gefärbter Blutpräparate unerläßlich. S. vorstehende Tabelle.

Trypanosomiasis.

Die Trypanosomen, zu den Flagellaten gehörig, haben eine längliche, fischähnliche Gestalt, seitlich eine undulierende Membran, die nach hinten in eine Geißel ausläuft und nach vorn zu in eine kernartige Zentrosomamasse umbiegt, von der eine zweite freie Geißel ausgeht. Sie sind etwa viermal so lang wie ein rotes Blutkörperchen und lebhaft beweglich.

Die ungeschlechtliche Vermehrung findet im Wirbeltier bzw. im Menschen durch Längsteilung oder multiple Teilung statt, die geschlechtliche in mehreren Arten von Stechfliegen (Glossina).

Die Trypanosomen finden sich im Körper von Süßwasserfischen, von Ratten (Trypanosoma Lewisi, Übertragung durch Rattenflöhe), von großen Säugetieren, besonders Pferden und Rindern (Tsetsekrankheit), Trypanosoma Brucei, Übertragung durch Glossina morsitans und fusca) und des Menschen (Schlafkrankheit, Trypanosoma gambiense, Übertragung durch Glossina palpalis).

Bei der Schlafkrankheit werden die Trypanosomen nachgewiesen in der Lumbalpunktionsflüssigkeit, in der durch Punktion gewonnenen Flüssigkeit der geschwollenen Lymphdrüsen, besonders am Halse, im Blut. In letzterem finden sie sich aber meist nur spärlich vor dem Fieber, nicht in der fieberfreien Zeit. — Untersuchung im ungefärbten Präparat, im hängenden Tropfen oder in dünner Schicht zwischen Objektträger und Deckgläschen. Die lebhaft beweglichen Trypanosomen sind in den meisten Fällen leicht zu finden (bei spärlichem Vorhandensein empfiehlt sich zuerst Durchmusterung bei schwächerer Vergrößerung). — Die Untersuchung gefärbter Präparate geschieht am besten nach den bei der Malaria (S. 122) beschriebenen Methoden von Manson und Giemsa. Bei sehr spärlichen Trypanosomen wird das Blut in dickerer Schicht aufgetragen und nach der Rugeschen Methode (S. 121) behandelt. Auch in der Zerebrospinalflüssigkeit ist die mikroskopische Untersuchung oft erfolglos; hier ist das durch Zentrifugieren entstandene Sediment zu benutzen. Am häufigsten finden sich die Trypanosomen im Drüsensaft. Durch Überimpfung des Untersuchungsmaterials auf Mäuse, Ratten oder Hunde können Trypanosomen, wenn die mikroskopische Untersuchung negativ ausfiel, nicht selten nachgewiesen werden.

Aktinomykose.

Der Erreger, Actinomyces bovis, ein Strahlenpilz, findet sich im Eiter in Form bis senfkorngroßer Körnchen, die mikroskopisch aus feinen, radiär ausstrahlenden, in keulenförmige Anschwellung endenden Fäden bestehen. Vorkommen bei Rindern, Pferden, Schweinen. Beim Menschen erfolgt die Infektion durch aktinomyzeshaltige Getreidegrannen oder durch Genuß aktinomykotischen Rind- und Schweinefleisches. — Färbung mit heißem, verdünntem Karbolfuchsin, grampositiv. Die Gramsche Färbung empfiehlt sich besonders für Schnitte. (S. 3) — Wachstum auf den gewöhnlichen Nährböden, besonders gut auf Glyzerinagar. Graue oder gelbliche, unregelmäßige, dem Nährboden fest anhaftende und etwas hineinwachsende Kolonien. Es werden mehrere Varietäten unterschieden, aerobe und anaerobe, die Gelatine nicht verflüssigende und verflüssigende. Temperaturoptimum 37 °. Diagnose aus frischem Material durch mikroskopische Untersuchung im ungefärbten Präparat. Durch Zusatz von Essigsäure oder Kalilauge treten die Drusen und Kolben deutlich hervor. Ferner Färbung eines Ausstrichpräparats. Für Schnitte ist auch geeignet Kontrastfärbung mit Gram und Karmin: Fäden dunkelblau, Kolben rot.

Lyssa.

Erreger unbekannt. Das Toxin ist besonders im Zentralnervensystem lokalisiert, wohin es von der Bißwunde aus auf dem Wege der Nervenbahnen gelangt. — Von größter Bedeutung für die Diagnose sind die von Negri entdeckten, sog. Negrischen Körperchen, rundliche, intrazellulär gelegene, durchschnittlich 5—6 μ messende Gebilde, die sich durch die Färbung leicht differenzieren lassen. Sie finden sich in sehr verschiedener Menge besonders im Ammonshorn, jedoch auch im Kleinhirn und in der Hirnrinde. Über die Natur dieser Körperchen, die sich nur bei der Wut finden (bei

Tieren und Menschen), besteht noch Ungewißheit. Die Negrische Ansicht, daß es sich um Protozoen handelt, ist nicht wahrscheinlich. — Für den Nachweis wird am meisten empfohlen das Färbeverfahren nach Lentz. Kleine Stückchen des Untersuchungsmaterials (Ammonshorn, Gehirn) werden (nach Henke und Zeller) in reinem Azeton so lange bei 37 ° fixiert, bis sie die Härte von alkoholfixierten Präparaten gewonnen haben (30—45 Minuten), in Paraffin von etwa 55 ° übertragen und darin bei 60 ° 60—80 Minuten belassen. Hieraus werden Schnitte angefertigt, auf dem Objektträger angetrocknet, vom Paraffin befreit, 8 Minuten in Alkohol abs. gebracht. Färbung 1 Minute mit Eosinlösung (Eosin extra B Höchst 0,5, 60 % Alkohol 100). Abspülen mit Wasser. Färben 1 Minute mit Löfflerscher Methylenblaulösung. Abspülen in Wasser, Trocknen mit Fließpapier. Differenzieren in alkalisiertem Alkohol (Alkohol absolutiss. 30,0 und 5 Tropfen 1 % ige Lösung von Natr. caust. in Alk. abs.) bis zur schwach Rosafärbung. Differenzieren in saurem Alkohol (Alk. absol. 30,0 und 1 Tropfen 50 % Essigsäure), bis die Ganglienzellenzüge noch als schwach blaue Linien zu erkennen sind. Kurzes Abspülen in Alk. abs. Xylol, Einbetten. Nach derselben Methode können auch Ausstrich- oder Zupfpräparate aus der betreffenden Gehirnsubstanz hergestellt werden. Die Präparate werden eine Minute in Methylalkohol fixiert, in Alk. abs. abgespült und, wie oben angegeben, gefärbt. — Die Negrischen Körperchen erscheinen rot, die Innenkörperchen blau. Die hellziegelrot gefärbten Blutkörperchen lassen sich leicht von den Negrischen Körperchen unterscheiden. Nervensubstanz hellblau.

Register.

GPSR Compliance

The European Union's (EU) General Product Safety Regulation (GPSR) is a set of rules that requires consumer products to be safe and our obligations to ensure this.

If you have any concerns about our products, you can contact us on ProductSafety@springernature.com

In case Publisher is established outside the EU, the EU authorized representative is:

Springer Nature Customer Service Center GmbH
Europaplatz 3
69115 Heidelberg, Germany

Batch number: 10682534

Printed by Printforce, the Netherlands